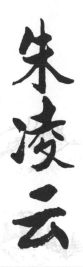

朱凌云

随诊医话

———— 主编 ————

杨芸峰　　朱凌云

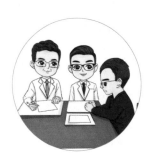

上海科学技术出版社

图书在版编目（CIP）数据

朱凌云随诊医话 / 杨芸峰，朱凌云主编.—上海：
上海科学技术出版社，2019.10
ISBN 978-7-5478-4550-9

Ⅰ.①朱… Ⅱ.①杨… ②朱… Ⅲ.①中医内科学－
医话－汇编－中国－现代 Ⅳ.①R25

中国版本图书馆CIP数据核字（2019）第170117号

朱凌云随诊医话

主　编　杨芸峰　朱凌云

上海世纪出版（集团）有限公司
上海科学技术出版社 出版、发行
（上海钦州南路71号　邮政编码200235　www.sstp.cn）
上海展强印刷有限公司印刷
开本 787×1092　1/16　印张 9.75
字数 130千字
2019年10月第1版
2019年10月第1次印刷
ISBN 978-7-5478-4550-9 / R·1897
定价：58.00元

　　本书在"海派中医张氏内科"的学术背景下,重点将朱凌云临诊的科普医话总结归类,并在此基础上,将张氏内科的一些特色诊疗思维及方法科普化,阐述、发展了张氏内科重要的治疗及养生思想。第一章从理论的角度,主要以朱凌云临诊时常用的一些经典短语为切入点,阐述其背后蕴含的深意,帮助患者树立和培养正确的养生保健观念。第二章选取大众关注的热点问题,总结归类朱凌云关于疾病诊治的具体内容,包括体质与健康、脾胃与健康、疾病防治与健康三部分。第三章为养生科普宣教,介绍了简单、实用的养生方法,包括用药常识、药膳饮食及一些方便有效的中药小方子等。

张氏内科是海派中医流派较少的始于江南的流派之一，可谓发端于本土又昌盛于本土。张氏内科绵延近400年，历经早期家传、师授，至现今拜师或跟师学习，其门人、学生众多，至今依然是"海派中医流派"最重要的一派。

朱凌云教授师承于张氏内科第12代传人、全国著名中医理论家、中医临床家、全国首届"国医大师"、首届上海市名中医、当代张氏内科杰出代表张镜人教授。朱凌云教授虽是改革开放后入学，然而其跟师侍诊张镜人教授20余年，临床从医36年，堪称现代模式下张氏内科的一位入室弟子。朱凌云教授在跟师学习的20多年中，领悟张氏内科的临床精要，并运用于自己的临床实践，同时不断总结张氏内科的学术思想和经验，并著书立说传承张氏临床思想。

现在随着人们生活水平的提高和对生活质量要求的提高，中医药在普通百姓中受到广泛欢迎和喜爱，许多患者或一些健康人也都喜欢或运用中医药来治病强身。朱凌云教授作为已有30多年临床经验的资深中医专家，不仅继承了张氏内科精湛的临床技艺，而且秉承了"国医大师"张镜人治学严谨、一丝不苟和待人如己的大家风范。他在临床诊治期间，常常会用一些通俗的道理和言语来解释中医治病的理念，并传授给患者有关衣食住行的养生方法。不仅用药物来医治患者，同时将中医的一些养生方法和摄生宜忌传授给患者，充分体现了中医治病求本的思想。

本书作者杨芸峰医师是一位年轻的中医医生，师承于朱凌云教授，算得上张氏内科新一代传人。在跟师学习期间，不仅学得朱凌云教授所传授的张氏内科经验和思想，也学得朱凌云教授对张氏内科思想的发展和自己独到的经验。作者从科普的角度，将朱凌云教授临诊带教过程中的一些中医思维方式、对疾病缘由和成因的分析，以及疾病诊治方法等要义，进行了总结和整理。从本书内容来看，不仅涉及临床疾病的诊治，更有许多对日常生活中养生方式的叙述，以及对常见病或身体小恙的解释。这样一本以科普的语言和叙述方式，阐述健康、医学和中医药知识的读物，一定会受到医生朋友，尤其是一些年轻医生或医学生的喜欢，也一定能受到普通百姓，特别是关心健康、关心养生人士的钟爱，值得推荐。

中医是一门浸润在我们生活中的学问，中医文化传承数千年来，各代医家薪火相传、发扬光大。中医学一直是人们健康生活的重要助手，将张氏内科的临证知识以科普的形式传承推广意义重大。

张小琼

2019 年 6 月

海派中医张氏内科流派源远流长，自张元鼎起至今传承14代，人才辈出。蜚声海上的张氏内科第9代传人张骧云，在上海滩有着"一帖药治伤寒"的美誉，时至今日，仍然为一些老人家津津乐道，是当时家喻户晓的海上名医。我的恩师"国医大师"张镜人老先生，是张氏内科的第12代传人，他德艺双馨，被誉为"沪上中医第一人"。作为海派中医流派的重要一支，张氏内科在近400年的传承中，形成了独特的理论和临床诊疗思路，深受百姓的信赖和爱戴。

近年来，医学科普工作越来越受到医学界和媒体的关注。中医药传承几千年的文化和典籍博大精深，尤其是在养生保健方面，从《黄帝内经》到各个流派的养生理念，都是值得被推广和传承的。西医学预防保健的理念，与我们中医"治未病"的理念殊途同归，因此，在时下提倡医学科普的时代，将中医治未病的理念融入我们的科普工作中，也是对中医学理念的一种很好的继承和传播。除此以外，对于网络上、微信里流传的一些与中医药有关的谣言和误区，我认为作为一名中医医生，应该用自己的所学所长来引导公众正确面对，让中医为更多的人群所接受，让千百年来的中医思想延续。正因为这样，就需要我们中医的传承人用通俗易懂、简洁明了的方式推广和传播最准确的中医药理论及最正能量的中医科普常识，让百姓受益。

在海派中医张氏内科流派的学术思想中，有许多与科普有关的内容，包括如何防病治病、如何养生保健、如何调整心态等。我认为针对患者的健康科普尤为必要，几十年的临床经验告诉我，科普对于疾病的防治有很大的促进作用，故此在平时门诊时，我都会花很大一部分时间来对患者进行科普宣教，指导他们科学养生，正确对待自己的病情，消除引起疾病的因素，治疗效果才能更加突显，并能预防疾病复发，达到真正治愈的目的。

本书的作者，跟随我门诊抄方多年，平日里在看诊时，耳濡目染习得了海派中医张氏内科的诸多理论精华。在门诊带教过程中，我也要求学生用"治未病"的思想来诊治患者，要求他们在看诊时，多给患者进行科普教育，多与患者交流。学生潜心学习，认真记录，将这几年的学习心得和故事汇编成册。阅读稿件后，我甚感欣慰，这些年师徒带教的点点滴滴又一一浮现，随即又想到当年张镜人老先生与我的师徒之情、流派的继往开来，中医药文化的薪火传承就是这样一代又一代的延绵不绝。

朱凌云

2019 年 6 月

中医流派体现了中医学的深厚文化底蕴，承载了历代名医名家的学术思想和特色经验，展示了中医药学的博大精深。海派中医是具有"海派文化"特征的上海中医药，是在近代上海特定的社会、经济、文化背景下形成的，具有特定的内涵和地域特色的中医文化现象。据文字记载，海派中医最早见于唐代，兴于元初，盛于明清。清末民初，上海发展为中西文化交融的东方大都市，其中海派中医以地域性综合学派著称，荟萃百家，务求创新，汇通中西，变而适用，领导时代潮流。在此过程中，涌现出了一大批社会公认的中医流派，共同促进了上海近代中医学术的繁荣和临床优势的发挥，享誉全国。

张氏内科是海派中医中比较突出且有代表性的一支流派，其家传历史悠久。明代崇祯末年，开创者张元鼎弃儒从医，行道于乡，以"不为良相，愿为良医"为家训，规定每代传人中必有人行医。张氏家族行医至今已有14代，时经近400年的传承与发展，形成了独特的学术思想、临床思维及诊疗方法。目前，"张氏内科疗法"已列入了上海市非物质文化遗产代表性项目名录。

朱凌云教授是张氏内科第13代传承人，师从"国医大师"、张氏内科第12代传承人张镜人教授20余年，继承了张老的学术思想，并长期从事中医内科的医、教、研工作，不但在临床方面拥有丰富的诊疗经验，而且也非常重视结合临床的科普宣传和教育工作。他曾多次作为中医养生科普专家，受邀参加沪上电视台、电台等多家媒体的科普节目录制，深受百姓的欢迎。

我作为张氏内科第14代传承人，跟随朱老师门诊抄方学习已近10年。起初在诊室里看到朱老师总是会花较多时间给患者讲解一些医学常识，我很费解：排队的患者一个个那么多，看诊完明明可以让患者起身，却总要再叮嘱好几句。一两位患者不要紧，每位患者都如此，所以朱老师的门诊总是结束得很晚，晚上六七点是家常便饭，最迟的甚至到夜里九点多，但他从来不会因此停止科普宣教。后来，朱老师告诉我，他临证对患者说的话和他开的处方一样重要，有些话甚至比方子更重要，吃他的中药，但是没有按照他叮嘱的话去做，可能治病的效果就要打折扣。比如胃病常是饮食不当或情绪不良造成，老师常仔细耐心地讲解"须知"，患者服药的同时，按照"须知"一一落实，那么就能够消除疾病的根源，这也就是我们说的治病求本了。

　　现如今，中医铁杆粉丝的队伍不断壮大，中医养生保健也越来越受到大众的关注。然而，在电视、广播、网络媒体上总有一些误区和谣言，让广大群众产生疑惑和不解。此时，正是需要海派中医人站出来，发出声音，向大众宣介准确、实际、有效的养生保健方法。张氏内科的学术理论中蕴涵着不少关于养身保健的科普知识，可以说是张氏内科独树一帜的养生理论。将这些理论和经验收集撰写汇编成册，可以为广大百姓推广使用，也是张氏传人对海派中医文化的传承和发扬。

　　本书的科普内容，以朱凌云教授临诊常见问题及百姓平日比较关注的养生保健问题为重点，将每个科普要点写成短篇白话文，大多中医专业术语都有详细解释标注，最终将专业知识以通俗易懂的方式呈现出来，以达到科普目的。更重要的是期望在科普的同时，让张氏内科的学术影响不断扩大，进一步宣扬海派中医和流派的文化特质和时代精神，不断提升海派中医的使命感、责任感和自信心！

在本书的编写过程中，得到了恩师朱凌云教授及海派中医张氏内科流派团队中多位老师的鼎力支持，团队的各位同仁在繁忙的工作之余努力撰写，张树瑛医生、肖姣医生在此书的编写和统稿、定稿过程中做了大量的协调工作，上海科学技术出版社的编辑也为本书的编写提出了很多建议，在此深表感谢！

源于个人的水平有限，定存在许多谬误，书中难免存在不足之处，希望得到广大读者批评指正。《朱凌云随诊医话》的面世，望能给读者一个全新的视角来了解张氏内科的学术思想及文化内涵。

编者

2019 年 7 月

朱凌云随诊语录

治病求本，谨防未病

防治与健康 / 56

养生保健，科普漫谈

朱凌云随诊语录

中医学特别讲究"天人相应""五脏一体""形神合一"的整体观念。中医认为人体是一个有机的整体，人体内的各个组织、器官都有着各自不同的功能，其在结构上不可分割，生理上互相联系、协调，病理上又互相影响。此外，人与自然、社会环境存在着统一性。自然界有着人类赖以生存的必要条件，自然界的变化，如季节交替、昼夜晨昏、地域不同等，可直接或间接地影响人体，使其相应地产生各种反应。同时，人既有自然属性，又有社会属性。人生活在社会环境之中，社会角色、社会地位的不同，以及社会环境的变动与人的身心健康和疾病的发生有着密切关系。所以，中医学防治疾病强调"顺应自然"和"以人为本"，认为人可以通过养生、保健等各种干预手段，积极主动地适应自然。此外，还要加强人性修养，调整心态，建立理想人格，与社会环境相适应。

海派中医植根于中国传统文化，是具有海派特色的传统自然科学与人文科学完美融合的结晶和典范。张氏内科作为海派中医流派的重要一支，已经历了近400年的传承与发展，形成了独特的学术思想及临床诊疗思维，而这些重要的医道华萃也常常显现在张氏医家临诊时与患者的交流对话中。朱凌云每每于看诊期间，会将这些医话良言娓娓道来，不但患者受用，对学生来说，也是受益匪浅，深有感悟。朱凌云常说："一名好医生，应该不仅仅只看到眼前的疾病，还应该照顾到患病的人，考虑到人与自然、人与社会、人与人之间的关系，甚至是人内在的心理活动。这些主、客观因素对于疾病的发生、发展以及疾病的治疗、预后、预防都有密切的联系，值得我们去探究和记录、传承和发扬。"

临证医话

1. "治中焦如衡，非平不安"

脾胃位于人身体的中部，中医称之为"中焦"，对于中焦的疾病最讲究的是平衡，正如清代医家吴鞠通所言"治中焦如衡，非平不安"。其本意为治疗中焦病证时，通过合理选择药物和正确配伍，调节脾胃升降功能，恢复其平和的生理状态，犹如秤所保持的平衡一样。这对脾胃病的治疗具有重要的指导意义。

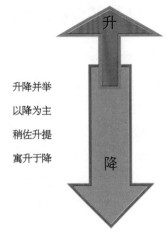

升降并举
以降为主
稍佐升提
寓升于降

张氏医家始终遵循着这一治疗原则，在许多脾胃病的治疗中，通过调节平衡来取得疗效。比如现今常见的胃食管反流病，表现为胃内容物反流而引起胸前灼热感（烧心）、嗳气、恶心呕吐、胸口闷痛，以及胃酸逆流等一系列不适症状。对于这样的反流性疾病，应选用药性趋下的药物。但朱凌云在临床治疗时，运用"平衡""和中"的理念，不是一味地使用降气药，会在此基础上添加一些药性提升的药物，来平衡中焦的气机。即升降并举，以降为主，稍佐升提，一升一降，寓升于降，使气机复常，以期在矛盾之中，以"和中"之法，求得"平衡"。

Tips

中 焦

中医将人体分为"上焦""中焦""下焦"三个部分。中焦指胸部以下，脐以上的部位，包括脾、胃及肝、胆等。胃主腐熟，脾主运化，肝胆主疏泄，并分泌、排泄胆汁以助消化。因此，中焦具有消化、吸收，并转输水谷精微和化生气血的功能。

气 机

中医认为，气是构成人体和维持人体生命活动的最基本物质，是具有很强活力的精微物质。气的运动称为"气机"。人体之气运行不息，流行全身，内至五脏六腑，外达筋骨皮毛，推动和激发人体的各种生理活动，调控机体的新陈代谢，维持着人体的生命进程。

2. 临床处方，方小力专，药如"狙击"

常有患者门诊就诊时表述的症状很繁杂，甚至病历记录可以写满几页纸。举个例子，有胃病患者来看病，说自己胃痛，胃口差，大便不好，晚上睡不着觉，有时候还会觉得浑身发热，又有头痛头晕，心烦……此时，中医医生若按照患者描述的主诉，给予一一对应的药物，每个症状开一两味中药，甚至一组药，那样一张方子至少几十味中药。每次患者到药房抓完药都是一麻袋，煎煮起来很不方便，甚至一个煎药锅都难以装下，这对于患者来说是一种负担。更重要的是，这样面面俱到的中药处方，就像在用机关枪扫射目标，实际上并没有突出重点、抓住主要矛盾。处方中的大队药物，由于相互之间的影响，对疾病的治疗并没有起到协同作用，反而是分散了各自的药力，最终影响药效。

朱凌云临证喜用小方子，每每处方多在 10 味药，有时候甚至仅 3 味药组成一个方子，同样缓解了患者病痛。经常有患者付费后看了处方，又折返回诊室询问，"方子是不是少打了药？""这几味药能治病？"多数患者疑惑，方子小会不会没有药效？

朱凌云认为：治病求本，不拘泥临床症状寡多。方子虽小，就那么几味药，但每味药都有明确的针对性，有的甚至一味药可兼顾数个病症。只要认清疾病，辨证准确，用药精当，这几味药就能有的放矢地直达病所，方小而力专，犹如狙击枪一样，治疗患者疾病最主要的问题，并且可以一击即中。所以处方用药切忌目标不明，一味堆砌，这样既浪费药材，又增加患者的负担。

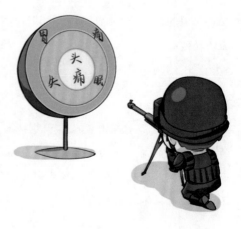

除此以外，遇到病症复杂，不适症状较多的情况，通常医者会增加药味来调整处方，而朱凌云却恰恰相反，他会通过减少方子的药味，来突出重点药物的作用，临床收效颇佳，这种临床用药经验十分值得推广。君、臣、佐、使在朱凌云的处方里都各司其职，使整个方子针对性很强，一击即中，直捣黄龙。自古兵家有"兵贵精而不贵多"之说，医家有"用药如用兵"之论，讲的是医家用药如同将帅用兵一样。

Tips

<h1 style="text-align:center">君、臣、佐、使</h1>

"君、臣、佐、使"是中药处方中的各味药的不同作用，也是方剂配伍组成的基本原则。这种组方原则最早见于《黄帝内经》。

君药：在处方中对疾病主症或主病起主要治疗作用的药物。它体现了处方的主攻方向，其药力居方中之首，是组方中不可缺少的药物。

臣药：是辅助君药加强治疗主病和主症的药物。

佐药：一是为佐助药，用于治疗次要兼症的药物；二是为佐制药，用以消除或减缓君药、臣药的毒性或烈性的药物；三是为反佐药，即根据病情需要，使用与君药药性相反而又能在治疗中起相成作用的药物。

使药：一是引经药，引方中诸药直达病所的药物；二是调和药，即调和诸药的作用。

---

3. 复诊主诉有变，常为用药之效也，治病须求本

患者经过一段时间的治疗后，原本初诊时最主要的病痛发生了变化，比如初诊主要说胃痛胃胀的，如今来诊反而说是烧心反流更明显了。患者由于只关注自己现存的病痛，常常误以为病没好转，或认为是症状加重了引起各种症状。此时患者往往会特别焦虑，有些甚至会责怪医生。事实上，这种情况并非都是医生处方没有疗效。

朱凌云常解释说：起初患者以胃痛胃胀作为最突出的主症，其他次要病症或伴随症状常被忽略，经过治疗，原本胃痛胃胀的症状得到了缓解或痊愈，此时原来的次要病症或伴随症状就会成为主要病症，即次要矛盾上升为主要矛盾。患者就诊时往往只关注当时自身存在的不适感受，而没发现原来的主诉已经消失了。

　　朱凌云也经常教导学生：作为医生，在问诊时，应该对患者细微的主诉变化有敏锐的察觉能力，并且要对患者的疾病过程有整体的、宏观的把握，这样才能够正确认识疾病，抽丝剥茧地把患者的不适症状——治愈。

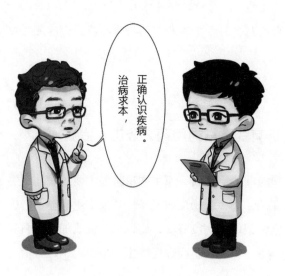

主　诉

主诉是患者感受最主要的痛苦，就诊最主要的原因或最明显的症状或（和）体征、性质，以及持续时间。其能够初步反应病情轻重与缓急，对某系统疾患能提供诊断线索。

患教语录

4. 与其胡思乱想，不如付诸行动

生活中我们常会遇到各种各样不顺心的事情，使人处于情绪低落的状态中。一般情况下，通过自身的适当调节，不会导致或诱发疾病。但是，当强烈或持久的不良情绪刺激，超越了人体的生理和心理适应能力，便会产生功能失调，导致疾病发生、发展，或者使原有疾病加重。

朱凌云经常会嘱咐一些情绪不畅的患者，可以选择"走出去"多参加一些互动性的社会活动，比如集体旅游、合唱队、社区兴趣小组等，通过增进人与人之间的交流，从而起到调节情绪的作用；有时还会建议患者阅读一些哲学或心理学的书籍，以期患者在阅读中获得人生的感悟，豁达处世，积极生活。

遇到一些难以自行改善情绪的患者，朱凌云会毫不犹豫地建议和鼓励他们去正规医院的心理门诊进行诊断和治疗，或进行心理咨询、疏导，避免贻误治疗时机。在临证问诊的间歇，他也经常会用话语来开导患者。他经常举例子说：有些晚期癌症患者，心态好，平时处事大大咧咧，活了很久，生活幸福指数也高；而另一些心态差的，得知患癌后整天活在消极情绪中，生存时间和生活质量相对就低。

另外，在中国人的传统观念里，去心理专科医院如精神卫生中心看病，似乎自己就成了精神病患者，其实这种思想很落后。过去我们常说的"精神病"，大多指的是现在的精神分裂症一类的疾病，而现如今由于社会的不断发展，人们的生活节奏快了，生活压力也不断增加，不同的人群在不同的人生阶段，或多或少都会有一些焦虑或抑郁的状态发生。一些人可以通过各种方式自我调节而走出"心理阴影"，而另一些人需要通过药物或心理疏导等干预措施才能摆脱心理困境。在国外，看心理门诊就和看普通感冒一样普遍和平常。

所以，那些讳疾忌医的患者与其胡思乱想，不如正确面对自我，选择适合自己的方式，走出心理困境。同时，朱凌云也告诫学生，好的中医医生治疗疾病，不单单只是治疗躯体的病痛，对于患者心理情绪的抚慰也是治疗的重要部分，而且常常可以起到事半功倍的效果。

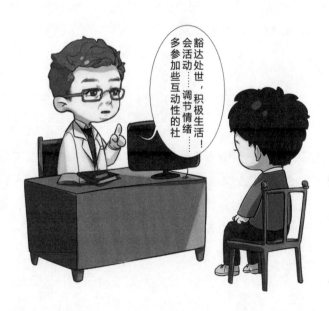

5. 痛无定处，日新月送，不止身病，还需调心

许多患者会苦恼地告诉医生，他经常这里痛，那里胀的。再描述得具体些，症状并非非常明显，也没什么规律，且不舒服的地方总是在身上游走不定，今天在手，明天在脚，昨天在左上腹，后天又跑到右下腹了。患者到处求医，吃了各种药物都不见效，甚至以为自己得了什么不治之症，令其感到十分焦虑、担心，甚至害怕。

朱凌云认为：疾病带来的不适，如果总是固定在一个部位，并且有一定的规律性，如"饭后加重""活动后减轻""季节交替时出现"等，此时就应该引起患者的足够重视，及时去医院就诊，找出原因，并给予相应的干预。另一种情况，如果症状并非固定在某一个部位，而是不停变换地方，到处走窜，且症状表现丰富多样，变化多端，时轻时重，那么往往是患者情绪或者心理上出现了一定的问题，此类情况多见于焦虑、抑郁，平时容易多思多虑，或追求"完美主义"的人群。这类患者在空闲时常会"细细品味"自己身上的不适症状，而多数在出门旅游时或注意力分散、情绪放松的状态下，各种不适感受会不同程度的减轻，甚至消失。

中医认为，许多躯体感受的不适症状，特别是病痛无所定处，症状感受"日新月异""丰富多彩"的，究其原因主要是由于气机紊乱导致气血不畅，经脉不通，而中医认为导致气机紊乱的一个很重要的因素是情绪不畅影响了"肝主疏泄"功能。

在遇到情绪不畅的患者时，除了处方中需适当加入疏肝解郁的药物，朱凌云在诊疗过程中必定当场给予情绪疏导，给出各种建议，比如鼓励患者多出门旅游，参加集体活动，阅读一些哲学书籍等，必要时也会建议他们到医疗机构寻求心理帮助，做一些心理疏导，甚至接受药物干预，通过各种途径控制和调节心理情绪上的问题。

Tips

肝主疏泄

肝主疏泄，是指肝气具有疏通、畅达全身气机作用，包括促进精血津液的运行输布、脾胃之气的升降、胆汁的分泌排泄以及情志的舒畅等功能。

（1）调畅精神情志：情志活动是精神活动的一部分，由心所主，亦与肝的疏泄功能有关。神志功能的物质基础是血液，而血的生成和运行，又要依赖于气机的调畅。肝气的疏泄功能正常，则气机调畅，气血和调，心情舒畅，情志活动正常；若肝气的疏泄功能不及，肝气郁结，可见心情抑郁不乐，稍受刺激即抑郁难解，或悲忧善虑，患得患失；若肝气郁而化火，或大怒伤肝，肝气上逆，肝的升泄太过，可见烦躁易怒，亢奋激动的表现。

（2）调节气血津液运行：血液的运行和津液的输布代谢，有赖于气机的调畅。气能运血，气行则血行，故肝气的疏泄作用能促进血液的运行。若气机郁结，则血行障碍，血运不畅，血液瘀滞停积而为瘀血，或为肿块。若肝气上逆，迫血上涌，又可使血不循经，出现呕血、咯血等出血症状。另外，气能行津，气行则津布，故说肝的疏泄作用能促进津液的输布代谢。若肝气疏泄功能失常，气机郁结，亦会导致津液的输布代谢障碍，形成水湿痰饮等病理产物，出现水肿、痰核等病症。

（3）促进脾胃运化和胆汁分泌排泄：肝主疏泄，调畅气机，有助于脾胃之气的升降，从而促进脾胃的运化功能。同时，饮食物的消化吸收还要借助于胆汁的分泌和排泄。中医认为，胆汁乃肝之余气所化，其分泌和排泄受肝气疏泄功能的影响。肝气的疏泄功能正常，全身气机调畅，胆汁才能正常地分泌与排泄。如果肝气的疏泄功能失常，出现肝气郁结或肝气上逆，可导致胆汁郁滞，影响饮食物的消化吸收，临床可出现食欲减退、口苦、黄疸、厌食油腻、腹胀、腹痛等症。

（4）调节生殖功能：女子的排卵与月经来潮、男子的排精等，与肝气的疏泄功能有密切的关系。肝气的疏泄功能正常，则精液排泄通畅有度；肝失疏泄，则排精不畅。肝气的疏泄功能正常，则月经周期正常，经行通畅；若肝失疏泄，气机失调，则见月经周期紊乱，经行不畅，甚或痛经。

6. 比上不足比下有余，人比人真气人

门诊时有患者会这样告诉医生："我昨天吃坏了，平时我一般只能吃肉丝的，昨天没控制住，多吃了一块肉片，结果胃痛得厉害。人家吃好几块肉都没事，我就多了那么一点点，您看气不气人。"还有的患者会问："同样的疾病，为什么他吃了半个月就好转了，而我连吃几个月仍然还有反复？"

遇到这些的患者，朱凌云经常会说一句话：比上不足比下有余，人比人真气人啊！

同时，朱凌云会解释道：每一个患者都是截然不同的个体，不同的人体质有所差别，消化能力也会因人而异，有的人消化能力强，吃饭狼吞虎咽也没问题；而有的人消化能力差，多吃一口就不行了。

很多情况下，表面上看起来差不多的病症，实际上病情本质并不完全相同，比如：同样是胃胀，有些人是胃热引起的，但也有一部分患者是因为寒热错杂引起的。因此在治疗上，前者仅用清胃热的药物即可，一般疗效显著，疗程也短；而后者需要兼顾寒热，寒温并用，其中寒性药物与热性药物的剂量、比例对疾病取得疗效非常关键，又是很难一次准确把握的。所以这类患者的疗程就要比单纯胃热的更长一些。这样一来，看似同样的疾病，由于病因病机不同，治疗有差异，所以会产生疗程长短不一的情况。

此外，还有一种情况，有些人对中药的敏感性高，所以服药后奏效快；有些人则敏感性低，疗效就要慢一些。甚至有些人容易耐药，常常头儿剂药效果明显，而吃到后面效果就不显著了，需要时常调整用药，那么疗程就会更长一些。所以临证治疗和用药都讲究辨证论治，一人一方。

Tips

辨证论治

辨证论治，又称为辨证施治，是中医认识疾病和治疗疾病的基本原则。其中的"证"，是机体在疾病发展过程中的某一阶段的病理概括。它可以包括疾病的病变部位、原因、性质，以及邪正关系，反映出疾病发展过程中某一阶段的病理变化的本质。

辨证，是认证识证的过程。就是根据四诊（望诊、闻诊、问诊、切诊）所收集的资料，通过分析、综合，辨清疾病的病因、性质、部位，以及邪正之间的关系，概括、判断为某种性质的证。论治，是根据辨证的结果，确定相应的治疗方法。辨证和论治是诊治疾病过程中相互联系不可分离的两部分。辨证是治疗的前提和依据，论治是治疗的手段和方法。

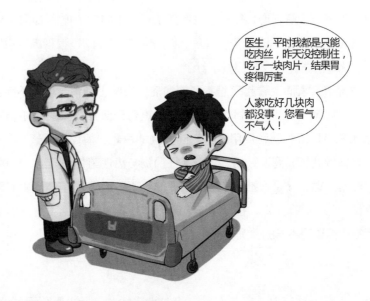

7. 就诊时要描述自己的不适症状，切忌妄自诊断

门诊时经常会碰到一些患者，医生还没有问诊，就直接告诉医生："我肺炎了""我应该是胃窦炎""我最近心脏病胸闷"……

朱凌云认为：这样的表述是不妥当的，患者就诊时应该首先描述自己的不适症状及相应的时间，最好能总结症状发生或缓解的规律。如"胸口闷""咳嗽咳了3天""空腹时胃痛""喝热水胃会舒服些"等，切勿自己给自己妄下诊断。

这是因为，第一，患者不是专业的医务人员，往往对于医学知识的了解有偏颇或误区，常常对自身疾病情况产生错误的判断。第二，患者一旦自己说出了诊断名，很容易误导医生，尤其会让一些缺乏临床经验的年轻医生产生"先入为主"的思维方式，而不再进行进一步问诊深入的鉴别分析，这样一来就很容易出现误诊和用药不对症的情况。

此外，患者在描述病症时，应当尽量把不适症状描述详细，比如同样是胃痛，是饭前痛，还是饭后痛？饭后隔多久胃不舒服？在什么情况下胃痛会缓解，什么时候会加重？这些平时很容易被我们忽视的细节，有时候往往是帮助判断疾病性质的关键所在。所以，在看病之前，应该尽量做好这些"功课"，而不是盲目给自己下个"诊断"。

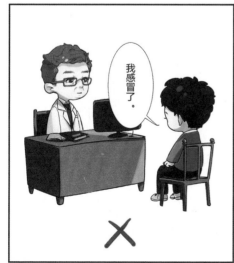

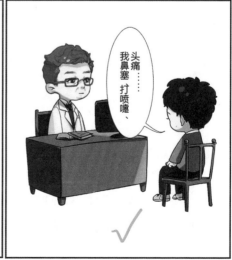

8. 人老了会出现机体功能下降，要正确看待衰老规律

门诊的时候我们经常会碰到这样的患者，年纪大了腿脚不好，反复询问医生："有没有什么药吃了可以让腿脚利索的？"还有些上了年纪的患者会说："我年轻时从来不生病，现在怎么会有高血压？""医生，我怎么现在的感冒要很久才恢复，没有年轻时好得快？"并且这样的患者就诊时往往焦虑抑郁，愁眉不展，甚至表现出欲哭无泪，毫无希望的状态，满脸的"负能量"。

每每遇到这样的患者，朱凌云除了用药物对症治疗之外，还会对其进行适当劝导。他经常会用苹果来打比喻，一个苹果，在空气中放得时间久了，表皮自然而然会慢慢地起皱，人也是一样，衰老长皱纹是自然规律。从生物学角度讲，衰老是随着时间的推移，自发的必然过程，它是一种自然现象，表现为结构的退行性变和功能衰退以及适应性和抵抗力减退。

所以，到了一定的年纪，机体的功能下降是一种无法违抗的自然规律。老年人要正确地认识到自己的衰老，面对一些老年退行性疾病，要用一种积极乐观的态度，配合医生治疗，勇敢地面对它。有的人讳疾忌医，身体出现毛病还遮遮掩掩，害怕面对自己生病的事实，仿佛掩盖掉实际情况疾病就不会存在。这种态度是不对的，不利于疾病的治疗，反而会使病情恶化，危害身体健康。另有许多老年患者，实际并没有什么特别的不适症状，却为了检查报告中的"退行性病变"，每天要吃一大把药，再加上理疗、针灸、推拿……最终折腾完一圈，花了钱，受了罪，病没什么改善，却降低了生活质量，实在是没有必要。

朱凌云常对老年患者说：对于一些老年性疾病，要及时就医治疗，并且适度治疗。切不可盲目臆断，把自己的疾病放大，甚至无中生有；也不可消极对待，如此只会加重病情。同时，在不同的年龄段，应该对自己的身体有不同的认识，正确看待衰老，这是智者的选择，也是符合客观规律的选择。

9. 家务劳动不算运动，甚至可能是劳损

众所周知，通过合理的运动可以改善身体状况，特别对于肥胖、体重超重、高血糖、高脂血症的患者更为重要。然而，许多这样的患者，他们有的不愿意花时间运动，有的不肯特地出门运动，而误以为做家务劳动可以用来代替运动，甚至为了加大运动量，盲目地增加家务劳动的时间和强度。

朱凌云认为这种做法并不科学。因为运动和家务劳动对于人体骨骼、肌肉和关节的动力学要求是完全不一样的。在正确的姿势和强度下，进行的长期运动对于人体是有积极的保健作用的。但是家务劳动却不同，每个人做家务时的姿势和强度都是按照个人的喜好和习惯来操作的，有些家务劳动甚至只是某几个动作长时间反复的机械运动，如拖地、擦洗等。这样的家务劳动对于人体的骨骼、肌肉和关节反而是有一定程度劳损的。比如拖地，常需要反复摆动肩关节及利用腰背肌肉等完成动作，所以很容易引发肩周炎、腰肌劳损等疾病。

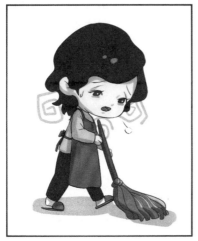
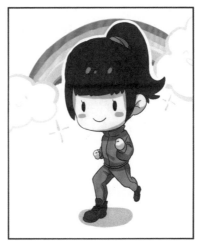

因此，想要通过做家务来达到真正的运动效果，可能会事倍功半，甚至会对人体造成一定的损伤。科学的运动应该选择适合自己的运动项目，并遵循量力而行，循序渐进，持之以恒的原则。这样才能起到增强体质，提高抗病能力的目的。

10. 初诊效佳，而后逐减，其理可探

在临床上，患者经常会出现这样的情况，首诊疗效十分明显，症状好转一大半，治疗一段时间后越来越感觉疗效平平了，甚至感觉症情时常反复，这样的现象是怎么回事呢？

朱凌云会手绘一张"病程趋势图"给患者，并且解释其中的道理。假设患者首诊时的病情是 10 分，通过第一次诊疗，疾病"拿掉"5 分（50%），感觉效果非常好，患者体会明显。复诊后，病情再好了 3 分（30%），体会就没有第一次那么明显，之后的疗效感觉越来越不给力了，甚至有患者认为是疗效不佳。

朱凌云认为，其实并非复诊治疗不效，而是经过几次的治疗，可以看出整个病程在往好的方向发展，第一次治疗因为对症下药，症情改善了 50%，病痛

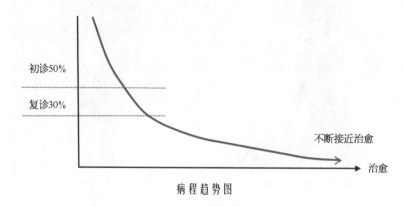

病程趋势图

"衰其大半"，所以感觉疗效明显。复诊都是在初诊的基础上再叠加的治疗效果，并且每次复诊的叠加值基本上是会逐渐减少的，可能就没有第一次那么让人觉得疗效明显，当中可能病情还会有波动，但疾病的总体趋势还是朝着病愈的方向发展的。

此外，很多疾病不是短期而成的，是几十年的不良生活习惯积累而导致的。比如一些严重消化不良，舌苔厚腻的中老年患者，往往是年轻时就开始一直大鱼大肉，暴饮暴食，长期过着"好日子"，终而成疾。如此日积月累而酿成的疾病，往往也是难以通过短时期治疗而取得满意疗效的。有句俗语"病来如山倒，病去如抽丝"，说的就是这种情况。

还值得一提的是，虽然目前医疗水平在不断提高，但仍有很多疾病是医务界暂时尚未攻破的难题，尤其对于一些不治之症或慢性疾病等，临床治疗难以根治，或许只能控制或改善症状。这类疾病的患者对于治疗效果要有一个合理的预期，应以病情稳定、不复发、不恶化、减少并发症作为治疗的目标。

医患和言

11. 大医精诚，是后辈学习的楷模

朱凌云师从"国医大师"张镜人20余年。据朱凌云回忆，在他跟师学习期间，从未见张镜人在门诊看诊期间小憩一会儿或上过一次卫生间，哪怕有时要从中午十二点半连续看病至晚上九点也是如此。张镜人从不主动叫患者离座，哪怕是讲话滔滔不绝、唠唠叨叨的患者，张镜人也是耐心地听其讲述。他对待患者无论贵贱，男女老幼，一视同仁。对国家做出贡献的离退休干部按政策可以优先看病，但张镜人不愿影响普通患者就诊，于是，他放弃了个人休息，提前一小时来到诊室，为患者看诊，为的是可以让每一位患者都能在预约的时间

里看到医生。

不仅如此，张镜人在审阅学生抄的方子时也相当仔细，每每遇到学生抄方字迹有些许潦草，他总是细心修改。张镜人的言传身教，有时让学生们汗颜，他的敬业精神和对待患者无微不至的关怀和崇高的医德医风，是海派中医界的标杆，是"国医大师"之风范，后辈学习的楷模。

12. 审证求因，医患共事也

如果患者的某些不适症状天天存在，或经常地、反复有规律地发病，那么说明疾病是客观存在的，这个时候就需要医生来帮助他做出诊断和给予相应的干预措施。相反，如果患者的不适症状并不是每天出现，而是偶尔会出现一次，那么一定是有诱发因素的。

朱凌云常会借用一句话："世界上没有无缘无故的爱，也没有无缘无故的恨。"绝大部分情况都是病出有因的，学会思考总结，就可以在日常生活中查找原因。如临床常见的脾胃病的发病，无非考虑气候冷暖、情绪波动、饮食问题等因素。如果能够明确病因，就能够及时将这些因素"拿掉"，疾病也好得更快。同时，患者若能够认清疾病发生的根本原因，在平日生活中避免"重蹈覆辙"，就可减少疾病的发生或复发，真正达到预防疾病的目的。

很多时候，患者才是最了解自己疾病发生和发展过程的人，患者对疾病的自省，常常对于疾病的诊疗也有很大的帮助。在就诊过程中，患者如果能够讲清楚疾病的发病诱因，那医生看病会更有的放矢。所以，医生和患者应该共同携手，来一起寻找疾病发生发展的因素。

朱凌云常说：医生须做好医生的事，患者要做好患者的事。

13. 医患合作，权衡利弊，避免盲目拒药

疾病是每个人都难以避免的，生病了及时就医、吃药，这是对待疾病科学的态度。然而，现实生活中，很多患者常常对于使用药物都存在着戒心，看到说明书中列出的一长串副作用，产生疑惑及担心："这个药副作用怎么这么多，能吃吗？""吃了会不会病更重了？""有没有副作用小一点的呢？"有的人甚至因为药物的副作用，会拒绝服药。殊不知，这种做法是不可取的！

比如，一些糖尿病患者，需要长期服用降糖药，但一听说药物副作用，就拒绝坚持服药。结果，经过数年，血糖越来越高，各种并发症也逐一出现，不但自己受罪，还给社会和家庭带来沉重的负担。

朱凌云常对患者说：做任何事情都要考虑是利大于弊，还是弊大于利。临床治疗方案的选择需要医生和患者来共同协商决定。很多时候，应该权衡利弊，综合考虑。当治疗作用的获益大于副作用带来的弊端时，就应该用药治疗疾病，从而获得想要的疗效，切不可看了药物说明书上的副作用，盲目排斥药物。

其实，每种药品的上市，是经过严格的试验和审核的。药物说明书上列出的副作用，是进行临床研究时出现的全部可能的副作用，也就是成千上万的人中只要有一个人出现情况，就会提及在说明书中，而大部分的副作用出现的概率是很低的。有的药物说明书很简单，所列出的副作用很少，并不能说明该药安全性就

好，也许是该药的临床研究数据不足。

　　总之，在确定用药的情况下，医生可针对病情，尽量选择副作用小的药物，以最小的代价干预疾病。同时，患者也要充分信任医生，并遵从医嘱，规范用药，以获得最佳治疗效果。如此才是最好、最合理的选择。

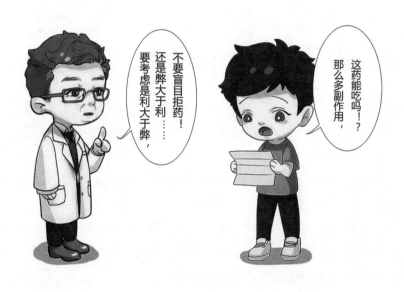

治病求本，谨防未病

中医有这么一句经典："正气存内，邪不可干；邪之所凑，其气必虚。"所谓正气，即是指人体各组织结构的正常功能活动，以及基于此而产生的各种维护健康的能力，包括自我调节能力、环境适应能力、抗病防病能力和康复自愈能力。邪气，泛指各种致病因素，包括存在于外界环境和机体内部自身所产生的各种可导致疾病的因素。当正邪相争时，若人体内的正气充足，就不容易生病。但是，如果身体状况变差，那么邪气就有了可乘之机，会压过正气，那人就会得病了。在通常情况下，人们的先天禀赋有差异，饮食各有偏好，生活环境及生活方式也不尽相同，因此面对各种致病因素的侵袭，所表现出来的健康和疾病的情况也都会不同。

海派中医张氏内科擅治内科杂病，尤其注重对中医脾胃病的研究。遵循《黄帝内经》中关于"脾胃为后天之本"的理论精髓，认为调理脾胃对培育人体正气至关重要，可以使人体体质趋于平和，达到正气存内的健康状态。在脾胃病的调理过程中也涌现出不少养生保健的理念，成为治疗的辅助手段和注意事项，从而更好地为调理脾胃服务。此外，在张氏流派的基础上，朱凌云认为，疾病的预防和保健不应拘泥于一法，应该博采众长、触类旁通。因此，在多年的看诊过程中，对于脾胃病以外的其他病症也悉心总结，形成了更多的针对不同体质和病症的疾病防治观点和诊疗妙招，临诊之时常传授于徒或宣教于患。

体质与健康

14. 体质与疾病有什么关系

日常生活中，我们经常会看到这样的现象：冬日里，有的人衣着单薄而不感寒冷，有的人穿着厚实却仍然瑟瑟发抖；盛夏里，有的人喜食冷饮却并无大碍，有的人喝一点凉水就要拉肚子；办公室里有人得了流感，有些同事马上就会被传染，而其他人却安然无恙；同样是进补，有的人吃人参后感觉元气大增，而另有的人吃一点就会感到燥热难忍，甚至流鼻血……这些反差是怎么回事呢？其实，这都是因为体质差异造成的。

体　质

体质是个体在生命过程中，由先天遗传和后天获得性因素所决定的，表现在形态结构、生理功能和心理活动等方面综合的、相对稳定的特性。个体体质的不同，表现为在生理状态下对外界刺激的反应和适应性的某些差异，以及发病过程中对某些致病因子的易感性和疾病发展的倾向性。我们每个人的生长环境、性格和生活方式不完全相同，所以每个人的体质也是不一样的。

体质在发病中的作用具体表现

（1）决定发病倾向：体质是正气盛衰的体现，因而决定发病的倾向。体质强盛的人，感染病邪实证较多；体质虚弱的人，感染病邪后，则虚证或者虚实夹杂较多。

（2）决定病邪易感性：不同的体质，对某种病邪具有不同的易感性。如阳虚之体，易感寒邪；阴虚之质，易感热邪。

（3）决定证候类型：感受相同的病邪，因个体体质不同，可表现出不同的证候类型。比如，同样感受了湿邪，阳偏盛者，阳气相对比较足，容易热化形成湿热证；阳虚者，体内阳气不足，易寒化为寒湿证。反之，若体质相同，虽感受不同的病邪，也可表现出相同的证候类型。如阳热体质者，无论感受热邪或寒邪，都可表现出热性证候。

体质与疾病的关系

许多患者服了一段时间中药后，症状明显改善，病情已基本恢复，此时常常会问医生："我感觉自己的病好得差不多了，那中药还要吃多久？"

朱凌云在回答该问题时，常常会先简单讲解一下体质与疾病的关系。打个比方（如下图），横线 1 代表"健康平行线"，横线 2 代表"体质线"，两者起点重合，代表人刚出生时，由左至右代表时间方向，由图可知，由于人的体质总有偏颇，所以体质线（横线2）与健康平行线（横线1）一定会形成夹角，夹角越大，体质偏颇越大，随着时间的推移，两者的垂直距离越大，说明离健康越远，离疾病线（虚线）越近，继而产生亚健康至疾病的发展趋势。此时若不针对体质进行调整干预，长此以往终会引起相应的疾病，产生相应的症状。

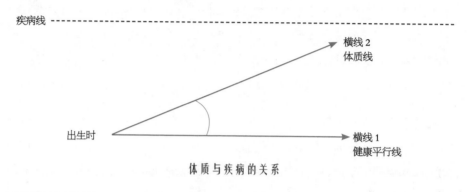

体质与疾病的关系

所以，中药或其他养生保健措施，通过改善体质，减少发病风险或延迟发病，这体现了中医治未病的理念。那么，"中药还要吃多久？"这取决于"未病"状态下体质的偏颇程度、体质致病的风险以及患者对自身的健康要求。

15. 哪些症状提示食物、药物吃得过凉或过热

同样的疾病，因不同的体质用药也不同。有的人体质偏寒，用药时应使用温热性的药材，而体质偏热的人应该用偏寒凉性的药材。我们平日进行药食养生保健一定要明确自己的体质，选择适合自己的药食，才能起到事半功倍的作用。食物、药物过凉或过热，都会引起人体相应的不良反应，那么哪些症状能提示食物、药物过凉或过热呢？

（1）服药或饮食过于温热可见：面部、身体发红疹，口腔溃疡，口干口苦明

显，咽痛，大便干结，便出如羊屎状，睡眠差，特别是入睡困难等。

（2）服药或饮食过于寒凉可见：腹痛腹泻，腹中肠鸣增多，胃肠不适症状在夜间或清晨明显或加重，以及大便稀薄，甚至便中夹有不消化的食物。

知道了这些大致的判断依据，我们就可以在生活中通过饮食实现养生保健了。比如，吃了辛辣的川菜后，出现咽痛、便秘，这是上火的表现，属于饮食过温热，可以适当选择金银花、菊花等清热的药物泡水喝；再比如，螃蟹性寒，常有人食后出现胃痛、腹泻，肚子咕噜咕噜叫，这是吃得太寒凉了，可佐以足量生姜以祛寒暖胃，来降低寒凉引起的胃肠道不适的风险。

16. 如何大致判别自己的舌苔、舌质情况

正常人的舌背上有一层薄白而润的苔状物，即舌苔。由脱落的角化上皮、唾液、细菌、食物碎屑及渗出的白细胞等组成。望舌苔是中医诊断疾病的重要手段。

中医认为舌与脏腑之间通过经络的循行直接或间接地联系，如手少阴心经之别系舌本，足少阴肾经之脉挟舌本，足厥阴肝经之脉络舌本，足太阴脾经之

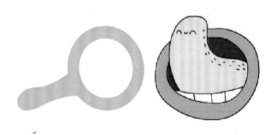 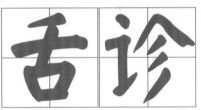

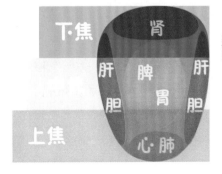

舌部分区图

■ 舌根　■ 舌中

■ 舌尖　■ 舌边

脉连舌本、散舌下，手太阴肺经上咽喉与舌本相连。同时，舌为呼吸、消化的共同通道之要冲，为多气多血的器官；口腔之唾液系肾、胃津液上潮所致；舌苔乃胃气所生，胃为水谷之海，故脏腑精气上荣于舌。舌为心之苗，脾之外候，苔由胃气所生。所以，由于舌与人体脏腑、气血、津液都广有联系，故人体的生理、病理变化反映于舌。舌诊主要诊察舌质和舌苔的形态、色泽、润燥等，以此判断疾病的性质、病势的浅深、气血的盛衰、津液的盈亏及脏腑的虚实等。

通常以舌尖候心、肺，舌边候肝、胆，舌中候脾、胃，舌根候肾。舌的前段对应人体上焦，中段对应中焦，后段对应下焦。

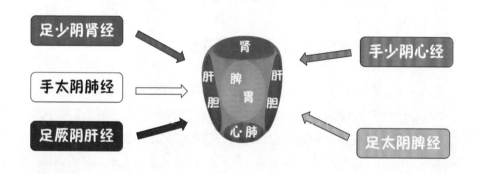

Tips

三　焦

三焦包括上焦、中焦、下焦。三焦并非是一个独立的脏腑器官，而是用以划分人体部位及内脏的特殊概念。中医以此将人体划分成上、中、下三个生理病理区域。一般认为，人体膈上胸中为上焦，膈下脐上腹部为中焦，脐下腹部为下焦。上焦胸部，包括心、肺两脏；中焦包括脾、胃、肝、胆；下焦包括肾、膀胱、小肠、大肠。三焦作为六腑之一，是人体通行元气，及水液运行之通道。

《黄帝内经》有云："上焦如雾，中焦如沤，下焦如渎。"指出上焦如雾，形容上焦心肺宣发布散精微之气的功能，如同雾露弥漫灌溉周身；中焦如沤，形容中焦脾胃腐熟水谷，吸收精微的功能，如沤渍饮食物，使之变化；下焦如渎，形容下焦肾和膀胱排泄水液的功能，如同沟渠。

中医称正常舌苔为：淡红舌，薄白苔。舌苔的变化可反映脏腑的寒、热、虚、实，病邪的性质和病位的深浅。当体质发生改变或者患病时，舌苔也会有变化。

舌苔的望诊包括望舌色、舌形，望苔质、苔色等，其变化各有临床意义。

舌色

常见舌色一般可分淡红、淡白、红绛、青紫等。

（1）淡红舌：舌体颜色淡红润泽，为正常人气血调和的征象。疾病情况下常为疾病初起，病情轻浅，尚未伤及气血及脏腑。

（2）淡白舌：比正常舌色浅淡，白色偏多，红色偏少，称为淡白舌。有甚者舌色淡白，全无血色，称为枯白舌。临床主虚证、寒证。可见于气虚、血虚或气血两虚、阳虚等。

（3）红绛舌：较正常舌色红，甚至呈鲜红色者，称为红舌；较红舌更深或略带暗红色者，谓之绛舌。绛舌一般为红舌进一步发展所致。临床主热证。舌色红或绛有表热、里热、实热、虚热之分，舌色愈红，热势愈甚。

（4）青紫舌：全舌呈均匀青色或紫色，或在舌色中泛现青紫色者。其中舌淡而泛现青紫色，为淡青紫舌；红绛舌泛现青紫色，为紫红或绛紫舌；舌上局部出现青紫色斑点，大小不一，不高于舌面，称为"瘀斑舌"或"瘀点舌"。临床主气血运行不畅，瘀血内停。

张氏医家在舌诊时，除了看舌背外，还会让患者把舌头卷起，观察舌下方的静脉的粗细与颜色，判断血液循环状况。正常人仅隐隐显于舌下，若舌下静脉增粗、迂曲、色黑，皆为血瘀之征。

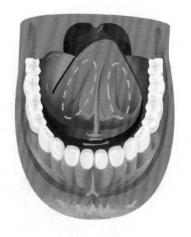

舌下络脉

舌形

常见的舌形异常包括老嫩、胖瘦、齿痕、点刺、裂纹等。

（1）老、嫩：舌体坚敛苍老，纹理粗糙或皱缩，舌色较暗者为老舌；舌体浮胖娇嫩，纹理细腻，舌色浅淡者为嫩舌。老舌多见于实证，嫩舌多见于虚证。

（2）胖、瘦：舌体比正常舌大而厚，伸舌满口，称为胖大舌。舌体肿大满嘴，甚至不能收缩回口中，称为肿胀舌。舌体比正常舌瘦小而薄，称为瘦薄舌。胖大舌多主水湿内停、痰湿热毒上泛；肿胀舌多见于心脾热盛，热毒上壅；瘦薄舌多主气血两虚、阴虚火旺。

（3）齿痕舌：舌体两侧有齿痕，称为齿痕舌。临床主脾虚、水湿内盛证。

（4）点、刺舌：点是指突起于舌面的红色或紫红色星点。大者为星，称红星舌；小者为点，称红点舌。刺是指蕈状乳头增大高突，并形成尖锋，形如芒刺，抚之棘手，称为芒刺舌。舌生点刺提示脏腑阳热亢盛，或为血分热盛。

（5）裂纹舌：舌面上出现各种形状的裂沟，裂沟中无舌苔覆盖，深浅不一，多少不等，统称为裂纹舌。临床多由于邪热炽盛、阴津亏虚、血虚不润、脾虚湿侵所致。健康人中有少数人在舌面上有纵、横间深沟、裂纹，中有苔覆盖，且无不适感觉，为先天性舌裂。

舌苔

常见的苔质包括腻苔、腐苔、剥苔等。

（1）腻苔：指苔质致密，颗粒细小，融合成片，中间厚边周薄，紧贴舌面，揩之不去，刮之不易脱落者。腐苔是指苔质疏松，颗粒粗大，如豆腐渣堆铺舌面，边中皆厚，揩之易去者。腻苔多由湿浊内蕴，阳气被遏所致，主湿浊、痰饮、食积。

（2）腐苔：多由于阳热有余，蒸腾胃中秽浊之邪上泛所致，主食积胃肠，痰浊内蕴。若腐苔脱落，不能续生新苔，为胃气衰败之象，属于无根苔。

（3）剥苔：舌苔全部或部分剥落，剥落处舌面光滑无苔者，称为剥苔。舌苔剥落殆尽，舌面光滑如镜者，称为镜面舌。舌苔大片剥落，边缘突起，界限清楚，剥落部位时时转移者，称为地图舌。一般主阴虚，严重者为胃气匮乏，胃阴枯涸或气血两虚。

苔色

常见苔色包括白、黄、灰黑等。

（1）白苔：舌苔呈白色。透过舌苔可以看到舌体者，是薄白苔，苔色白而厚，不能透过舌苔看到舌体者，是厚白苔。薄白苔可见于正常人，病者可见于寒证、湿证、表证。苔白厚腻多为湿浊、痰饮、食积。苔白而燥裂，扪之粗糙，提示燥热伤津。

（2）黄苔：舌苔呈黄色。临床多主热证、里证。苔色愈黄，邪热愈甚。淡黄苔为热轻，深黄苔为热重，焦黄苔为热极。

（3）灰黑苔：苔色浅黑，称为灰苔；苔色深灰，称为黑苔。两者只是颜色之浅深差别，故常并称为灰黑苔。临床主阴寒内盛，或里热炽盛，或痰湿久郁等。临床上如在白苔的基础上显现灰黑苔，苔质湿润多津者，多寒证；如在黄苔的基础上显现灰黑苔，苔质干燥乏津者，多主热证。

通过舌苔大致辨别病邪的性质：一般情况下，红舌为热证，舌淡多主虚、主寒，青紫舌为瘀血内阻，黄苔主热，白苔主寒，腐苔多食积，腻苔为痰湿。

17. 舌象特征与体质类型有什么联系

2009 年 4 月，《中医体质分类与判定》标准正式发布，该标准将体质分为平和质、气虚质、阳虚质、阴虚质、痰湿质、湿热质、血瘀质、气郁质、特禀质 9 种基本类型，每个人都有某种体质，或可以有几种体质夹杂存在，不同体质类型在形体特征、生理特征、心理特征、病理反应状态、发病倾向等方面各有特点，同时在舌苔的表现上也有一定的关联。

（1）平和质

平和体质：表现为睡眠好，性格开朗，社会适应能力强，体型均匀健壮，面色、肤色润泽，头发稠密有光泽，目光有神，唇色红润，不易疲劳，精力充沛，胃口好，大、小便正常等。

舌像特征：淡红舌，薄白苔。

（2）气虚质

气虚体质：可表现为气短少力，说话没劲，经常疲乏无力，容易感冒，生病后抗病能力弱且难以痊愈等。

舌像特征：舌色淡红，舌体胖大，舌边有齿痕。

（3）阳虚质

阳虚体质：可表现为手脚冰凉，身体怕冷，不敢吃凉的食物等。

舌像特征：舌色淡，舌体胖大而嫩，边有齿痕，舌苔润。

（4）阴虚质

阴虚体质：可表现为怕热，经常感到手脚心发热，皮肤干燥，口干舌燥，容易失眠，经常大便干结等。

舌像特征：舌红，少津，少苔。

（5）痰湿质

痰湿体质：可表现为心宽体胖，腹部松软，皮肤出油，汗多，眼睛浮肿，容易困倦等。

舌像特征：舌体胖大，舌苔白腻。

（6）湿热质

湿热体质：可表现为脸部和鼻尖总是油光发亮，容易生痤疮，常感到口苦、口臭，大便黏稠，小便有发热感，尿色发黄等。

舌像特征：舌质偏红，舌苔黄腻。

（7）血瘀质

血瘀体质：可表现为易出血，皮肤干燥、粗糙，容易烦躁、健忘，易患心脑血管疾病等。

舌像特征：舌质暗，可有瘀斑、瘀点，舌下静脉曲张。

（8）气郁质

气郁体质：可表现为多愁善感、体形偏瘦、常叹气，容易心慌失眠，感情脆弱、胆小，常感觉咽喉部有堵塞感或有异物感等。

舌像特征：舌淡红或偏暗，苔薄白，或偏干，或白腻。

（9）特禀质

特禀体质：可表现为对花粉或某些食物过敏，即使不感冒也经常鼻塞打喷嚏、流鼻水、哮喘。易出现过敏性皮炎、海鲜过敏、荨麻疹、水土不服等。

舌像特征：可形式多样。

18. 舌质偏暗大致与哪些疾病有关

经常有患者照镜子，看到自己口唇偏暗，伸舌见舌质紫暗，甚至有瘀斑瘀点，卷起舌头看到舌下两条粗粗的"筋"。中医医生会告诉你，这一系列都是血瘀证的表现。那么，血瘀证是怎么一回事呢？

朱凌云认为：生理状态下，血行于脉中，而畅达全身，发挥其滋养荣润之职。血瘀证是指血液运行迟缓或不通畅的一种病理状态。简单地说，就是人体血液循环受到阻碍所致。血瘀证的人应该重点关注以下几种疾病：心脑血管疾病，如冠心病、高血压、脑梗死、脑出血等；脊柱相关性疾病，如颈椎病、腰椎病等；妇科疾病，如月经不调、子宫肌瘤、卵巢囊肿、慢性盆腔炎等；以及肿瘤。

Tips

瘀血、淤血的区别

总体来说"瘀"用于中医，"淤"用于西医，两者在内涵上既有区别，又有联系和交叉。中医的"瘀血"为血液滞留或凝结于体内，包括血溢出于经脉而瘀积，也包括血脉运行受阻而滞留经脉腔内，既是病理产物，又可成为继发性致病因素；西医名词"淤血"，指的是因静脉血液回流受阻，机体内的器官或组织内血液淤积。所以"瘀血"内涵大，外延广泛，而"淤血"内涵小，外延局限，"淤血"包括在"瘀血"之中。

瘀血致病的主要病症特点

（1）疼痛：一般表现为刺痛，痛处固定不移，拒按，夜间痛势尤甚。

（2）肿块：瘀血积于皮下或体内则可见肿块，肿块部位多固定不移。若在体表则可见局部青紫，肿胀隆起，即血肿；若在体腔内则扪之质硬，坚固难移。

（3）出血：通常出血量少而不畅，血色紫暗，或夹有瘀血块。

（4）色紫暗：一是面色紫暗，口唇、爪甲青紫等；二是舌质紫暗，或舌有瘀斑、瘀点等。

（5）可表现出肌肤甲错及脉象上的某些异常，如涩脉或结代脉等。

---

19. 中医的"湿"是指什么

在中医诊病时，医师经常会告诉患者，你有"湿"，尤其是在黄梅季节。那么"湿"到底是什么？与胃肠病有什么关系？

中医的"湿"既是一种致病因素，又是一种病理产物。人体除了可以感受外界的湿邪，又可以因脾胃虚弱，不能正常运化而内生湿邪。而无论"外湿""内湿"最终都会不同程度的影响脾胃正常的生理功能，所以"湿"与脾胃密切相关。

朱凌云认为：湿邪的存在可导致口苦、口黏、脘腹胀闷、食欲不振、大便溏薄不爽等症状；舌苔厚腻往往也是判断湿邪存在的重要依据。治疗湿邪时也往往立足于健脾和胃，助运化湿。在生活调摄上，必须做到饮食清淡，忌油腻、辛辣之食物，少吃甜食，戒烟、酒等以助化"湿"。

脾胃与健康

20. 中医的"脾胃"是什么

中医的"脾胃"并不等同于西医学所指的脾和胃，其更主要是一个生理、病理学的综合性概念。在生理上，脾胃相互协调，共同完成人体对饮食的消化和吸收；同时，脾胃运化的营养物质化生的气血，能够充养五脏六腑和四肢百骸，维持着后天的生命活动，故"脾胃"又被称为"气血生化之源""后天之本"。脾胃同居于中焦，脾主升清、胃主通降，斡旋周身气机，为人体气机升降出入的枢纽。在病理上，"脾胃中土，无物不受"，各种内外因素都易损伤脾胃，导致运化失常、气机失调，甚至痰湿瘀浊内生，最终引起消化系统一系列的证候改变。此外，人体是一个有机的整体，根据中医学"阴阳""五行"等理论，脾胃与其他脏器在病机上亦相互影响，互为因果。

中医对"脾胃"的认识是在长期对人体生理、病理、脏腑功能活动规律的观察中逐渐形成的。它是一个指导临床诊断、病机分析和治疗综合性概念。中医学对"脾胃"的解剖学描述比较简单和笼统，很难与西医学的相应脏器等同起来，它是一个内涵十分广泛的概念，不仅涵盖了西医学的消化系统，而且与神经、内分泌免疫、运动等系统亦有一定的联系。

Tips

脾胃的功能

（1）脾主运化：脾具有把饮食进行消化，使之变成精微物质，以及将这些精微物质逐渐地转化为人体的气血津液的作用。脾主运化，包括运化水谷和运化水液两个方面。

1）运化水谷：水谷，泛指各种饮食物。运化水谷，指脾对饮食物的消化、吸收、布散、转化等作用，即对饮食物的消化吸收、精微物质的转运输布及将其转化为气血津液等一系列生命过程。

2）运化水液：指脾对水液的吸收、转输和布散功能。脾运化水液的功能正常，能防止水液在体内不正常的停滞，亦防止了湿、痰、饮等病理产物的产生。

（2）脾主升清：清，指清阳，为轻清的精微物质。脾主升清，是指脾气具有把轻清的精微物质上输于头目、心、肺，以滋养清窍，并通过心肺的作用化生气血，以营养周身。此外，脾气的上升作用，还可以对内脏起升托作用，从而维持人体脏器在恒定的位置。如果脾气虚损，其升托作用减退，不能升清反而下陷，可导致内脏下垂，如胃下垂、肾下垂、子宫脱垂、直肠脱垂等。

（3）胃主受纳：是指胃气具有接受和容纳饮食水谷的作用。饮食入口，在胃气的通降作用下，由胃接受和容纳，暂存于其中。胃的受纳水谷功能，既是其主腐熟功能的基础，又是饮食物消化吸收的基础。

（4）胃主通降：是指胃有通利下降的生理功能及特性。胃气的通降作用，主要体现于饮食物消化和糟粕的排泄过程中。饮食物入胃，经胃的腐熟作用，进行初步消化而形成的食糜，下行入小肠，再经过小肠的分清泌浊，其清者，经脾的运化输布周身，浊者继续下降到大肠，形成糟粕排出体外。

（5）气血生化之源：由于人出生后，全赖于脾胃运化的水谷精微以化生气血来维持生命活动，所以中医称脾胃为"气血生化之源"。

（6）后天之本：胃主受纳水谷，脾主运化，其化生的水谷精微，是后天生命活动所必需的营养物质来源，也是化生气血的物质基础，故称脾胃为"后天之本"。

21. 中医的"脾"与"胃"有什么联系

脾与胃同居中焦，同为气血生化之源、后天之本，其在功能上互相配合，经脉上互为络属，构成表里关系。两者纳运相得，升降相因，燥湿相济，共同完成人体消化、吸收、输布精微的重要生理功能。

生理联系

（1）纳运相成：胃主受纳，脾主运化，受纳与运化相辅相成。胃主受纳，将饮食物摄入到人体并进行初步的消化腐熟，为脾主运化提供前提；脾主运化、消化食物，将水谷精微之气及时输布于周身，为胃的继续摄食提供条件及能量。两者一纳一运，紧密配合，才能维持饮食物的消化及精微、津液的吸收转输。

（2）升降相因：脾气主升，以升为顺，胃气主降，以降为和，两者相反相成。脾气主升，将水谷精微输布于头目、心、肺；胃气主降，将水谷下降于小肠而泌别清浊，糟粕得以下行。同时，脾气升则肾气、肝气皆升，胃气降则心气、肺气皆降，故为脏腑气机上下升降的枢纽。

在饮食物的消化吸收方面，脾主升清，输布精气，有利于胃气降浊；胃气通降浊物，则清气能升。脾胃之气升降相因，共同保证饮食纳运功能的正常进行和内脏位置的相对恒定。

（3）燥湿相济：脾胃在五行中均属土，但脾为阴土，喜燥而恶湿；胃为阳土，喜润而恶燥。脾喜燥恶湿，是指脾主运化水液，易被湿邪所困；胃喜润恶燥，是指胃为水谷之海，阳气亢奋，易化燥伤津。脾胃阴阳燥湿相济，是保证两者纳运、升降协调的必要条件。

病理联系

脾与胃在病理上又相互影响，脾失健运则胃纳失常，胃之受纳失常则脾之运化不利，可出现恶心呕吐、脘腹胀满、不思饮食等。

脾气不升，水谷夹杂而下，出现泄泻，甚则完谷不化。胃气不降反而上逆，可见恶心呕吐、呃逆嗳气。

脾属阴，阳气易损；胃属阳，阴气易伤。故临床上脾阳易损，而导致水湿不运；胃阴易伤，而导致消化异常。

22. 胃以喜为补，吃适合自己的东西

常常有人认为喝粥是养胃的，但临床很大一部分胃病患者会告诉医生，早晨喝粥胃不舒服。还有另一种现象，有的人吃糯米食物不舒服，会引起胃胀、胃痛等不消化的症状；也有很多人吃糯米食物反而觉得很舒服。可见，吃什么东西都是因人而异的，特别是胃病患者不能盲从。患者常常问："我到底能吃些什么东西？"

朱凌云认为：吃下去觉得舒服的，就是适合自己的食物。

中医主张"五谷为养，五果为助，五畜为益，五菜为充，气味合而服之，以补精益气"，强调摄取食物的多样性。因为不同的食物有不同的性味，能入不同的脏腑而各自发挥作用，原理是"五味入胃，各归所喜"。中医养生主张"药不在贵，对症则灵；食不在补，适口为珍"，清代名医叶天士将其上升为"胃以喜为补"理论。所谓"胃喜"，就是脾胃舒服的状态。一般而言，适合自己的口味，吃下去舒服的食物就是"胃喜"之物。

当然，"胃以喜为补"并不是说喜欢吃的东西吃进去就是进补，更不鼓励贪食某一种食物。因为中医还有"若贪爽口而忘避忌，则疾病潜生""五谷不节，变成疾病""强与不消，复成疾病"的告诫。"胃以喜为补"的意义在于，要顾及饮食的口味，只有人体喜欢或能接受的食物，营养成分才能被充分吸收。相反，会引起人体强烈排斥和反感的食物，是不利于营养物质充分吸收的。

此外，吃了"胃不喜之物"会引起各种不舒服，但在生活中，很多患者往往找不出平日饮食中到底哪些东西是罪魁祸首。

朱凌云常会告诉患者一些食物排查的方法及饮食注意。

（1）先罗列出发病当天吃过的食物，特别是平时不常吃的东西。在其中挑出最有可能引起发病的一种或几种，等到自己没有不舒服的时候，试验性地再吃一次，若引起与之前同样的不适症状，就可证明此非"胃喜"之食，那么理当避而远之。

（2）与餐时有关的规律性胃不适，同样也应观察饮食品种。比如有的患者近日胃痛，并且在三餐中，仅仅早餐后发病。再仔细追问后发现，患者听说粥能养胃，近期天天早餐喝粥。早餐若吃米饭或其他食物，往往不舒服就消失了。那么说明，此类患者的胃病，就是因为喝粥引起的。

（3）对大多数胃病患者来说，有些食物容易引起胃不适。"国医大师"张镜人认为，泡饭、笋、腐乳、螃蟹等常常引起胃不舒服。同时，朱凌云长期临床发现，馄饨、瓜果、豆类等食物也常常会引起不消化或胃不适的症状。此皆"胃不喜之物"，应当特别当心。

23. 粗粮养生，脾胃不受者忌用

时下的健康养生理念常常会推崇粗粮饮食。不可否认，粗粮中富含的纤维素有益于肠道蠕动，诚然对人体有益。

朱凌云却认为：脾胃状况不佳的人长期食用粗粮是一个误区。粗粮一般是不容易消化的食物，而一些脾胃病患者，消化功能本来就不好，甚至有的人胃镜检查已有胃黏膜破损的情况了，这样的患者若跟风长期食用粗粮，很容易愈发损伤脾胃，导致各种不舒服症状。

中医认为，脾胃具有对食物进行消化吸收的功能。脾主要是负责统领消化功能，而胃负责接受容纳食物，通过脾胃的初步消化后，再由下一站的肠道继续完成"流水线工作"，最终吸收精华，排出糟粕。它们就像是一个公司的经理和员工，经理和员工身体都健康，正常的工作负荷下，他们可以把一件一件的工作游刃有余地都解决，即便是稍微有一点超负荷，也可以胜任。但是如果经理或者员工本身身体不健康，再给他们添加一些超出负荷能力的工作，那么这个时候员工首先就会罢工，随后经理的领导能力也会逐渐丧失。我们的脾胃也是如此，粗粮对于脾胃消化功能原本就虚弱的人来说，就属于超负荷的工作。因此，脾胃病的患者如果盲目地跟风选用粗粮养生，可能会使得原本的脾胃病更加严重。这类患者的饮食养生，须特别注意。

24. 胃病患者，忌乱用补药

"国医大师"张镜人常常告诫："胃病的患者慎用补药！"这里所说的补药，大多指的是补气的中药，比如黄芪、人参等。因为脾胃受损的人，消化功能会退化，此时如果使用了补气的药物，就会导致脾胃的功能紊乱，气在脾胃里出不去，壅积起来就会导致胃部胀闷不舒服；脾胃功能紊乱后，气在胃里就会胡乱走窜，严重时会引起胃痛，时间长了也会让人倒胃口，不思饮食。因此，张镜人主张脾胃病的患者，尤其是在急性发作的时期，切忌乱用黄芪、人参之类的补药。

朱凌云还认为：除了补气的药物之外，大部分的补益药物，在脾胃病急性发作的时候，都应该忌用。

中医的补药包括补气药、补血药、补阳药、补阴药等。这些补益药物的药性有些偏温热，有些偏滋腻，都不适合在脾胃病急性发作的时候服用。所以脾胃病的患者，如需进补，一定要咨询专业的中医医生，根据病情和病证来对证选材，这样才是最安全和有效的进补方式。

Tips

补益药物的种类

补益药一般分补气药、补阳药、补血药和补阴药四类。

补气药：即具有补气功能，用来治疗气虚证的药物，以补脾益肺为主，如党参、太子参、西洋参、黄芪等。

补阳药：即能温补人体阳气，用来治疗阳虚证的药物，以温补肾阳为主，如鹿茸、海马等。

补血药：即用来治疗血虚证的药物，以滋养营血为主，如当归、阿胶等。

补阴药：即能滋养阴液、生津润燥，用来治疗阴虚证为主的药物，以滋阴润燥为主，如北沙参、百合、麦冬、玉竹、石斛（枫斗）等。

25. 胃病症状与胃镜报告的严重程度未必都匹配

在临床上经常会有这样的患者，胃病的症状非常明显，但多次胃镜检查结果却并没有什么大问题。比如有些患者长期消化不良，稍食不慎就会腹痛腹胀、反酸嗳气频作……但胃镜检查仅提示为浅表性胃炎，这几乎是胃镜报告中"最轻"的结果了。另一种情况恰恰相反，患者并没有感受到任何不适症状，或仅是偶发胃有隐隐不适，但在偶然的体检中，胃镜结果发现有萎缩性胃炎，或伴出血糜烂，甚至病理见严重的萎缩、肠化、异型增生等癌前病变。

朱凌云认为：这两种情况说明，胃病症状与胃镜报告的严重程度未必都匹配。相比而言，后者更加危险，应当引起足够的重视。

可见，无论是医生还是患者，切不可单单凭借症状就妄下定论，以免耽误病情。中医的诊疗方法，有时候也需要借助现代科技的直观技术来辅助诊断，使治疗更对症，疗效才更满意。

26. 胃食管反流患者怎么吃水果、甜食

日常生活中，我们每天除了吃些五谷杂粮和蔬菜之外，一定还会吃些水果。水果含有丰富的维生素、膳食纤维等营养物质，对身体健康有很大的益处。但是，胃食管反流病患者吃水果更容易诱发反酸、烧心等不适症状，甚至加重病情，让患者十分无奈。

朱凌云推荐患者吃水果的方法，可以减少或避免患者的苦恼：选择甜度不是很高的水果，即口感不要太甜。而且把水果切成小块，间隔一段时间分食而用，使总量不变，控制每次的量。举个例子说，同样吃苹果，应该选择低甜度品种，把苹果切成一块一块的，先吃一块后去做别的事，过会儿想到了再吃一块……再想到了再吃一块……如此每次吃的时候，食物甜度都控制在反流症状"发病阈值"之下，最终，同样吃了一个苹果，但避免了反流症状的发生。

同样的道理，在吃一些其他甜食饮料时，也应控制其入口时的甜度。再举个例子，许多老年人长期便秘会选择喝点蜂蜜，一般蜂蜜甜度较高，对胃食管反流病的患者有诱发反流症状的风险。朱凌云建议，可以舀一勺蜂蜜加水中，调整水的比例，稀释甜度，甜味越少，引起反流的风险可以大大减少。

27. 别让"多吃一口"危害健康

生活中常有这样的情况，餐桌上饭吃得差不多了，盘子里还会剩一点菜。而家里长辈常认为，盘子里剩下的菜倒掉可惜，留作下一餐又太少，于是会说："就剩一口了，再加把劲儿就吃完了，别浪费。"这时总会有一个人，又拿起了筷子，将盘底的剩菜硬撑着送进肚。最终，在已经吃饱的基础上又吃撑了。

朱凌云常告诉患者："多吃一口"其实是个不健康的坏习惯，特别对于本身消化功能差的患者。

上岁数的长辈们都是从物资短缺的 20 世纪 60 年代过来的，也目睹或者体会过种粮种菜的艰辛，所以特别珍惜食物，而且不浪费粮食本来就是我们中华民族的优良传统。但是，为了不浪费食物，非要加这"最后一口"，最终盘子是光了，而这些原本"多余"的饭菜进了肚，偶尔一两顿不会觉得有什么大问题。殊不知长此以往的"多吃一口"，不但会增加胃肠道的负担，损伤人体消化功能，多余的饭菜产生额外的能量和营养，会引发肥胖、肠胃病、血脂血糖升高及心血管疾病等危害。孙思邈在《千金要方》中指出："饮食过多，则结积聚；渴饮过量，则成痰。"事实上，现代人的很多疾病往往不是因为吃少了，而是因为吃多了！吃撑了，省下的这点钱，可能还抵不上看病的钱。

现代科学认为，每餐"七八分饱"是胃肠消化吸收食物的最佳状态。所以，从既不浪费食物，又要避免"多吃一口"的原则出发，合理适量购买食材，在饭菜盛盘前，就把浪费的可能性降到最低。

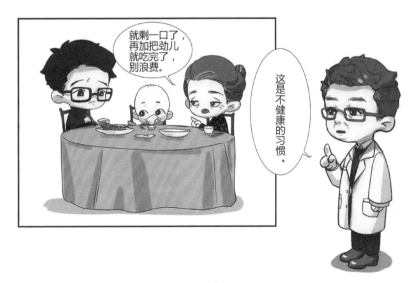

28. 消化不良者偶尔应酬吃大餐，怎么办

生活中，我们常常会有朋友聚会、家庭聚餐、工作应酬等"吃大餐"的机会，而大餐之际，不可避免地会比平时多吃几口，但许多胃肠消化功能不好的患者吃多了就难受，所以"吃大餐"一直是他们又爱又恨的矛盾。既想吃，又不敢多吃。那胃病患者应该怎么应对大餐后引起的饱胀呢？

朱凌云推荐一个简单又行之有效的方法，中成药保和丸可谓是一剂良药。胃病患者或健康者，在"大餐"之前和餐后各服 10 粒保和丸，可以很大程度地缓解餐后腹部胀满疼痛的症状。

保和丸是中医经典方剂，其组成包括：山楂、六神曲、半夏、茯苓、陈皮、连翘、莱菔子、麦芽等。方中山楂消油腻肉积，神曲消酒食陈腐之积，莱菔子消面食痰浊之积，陈皮、半夏、茯苓理气和胃，燥湿化痰，连翘散结清热。诸药合用，有消食导滞，理气和胃之功。该药作为消导之剂，作用缓和，不伤肠胃，临床用于治疗食积停滞、脘腹胀满、嗳腐吞酸、不欲饮食等，故针对食后脘腹胀痛等消化不良之症有良好的功用。有研究显示，保和丸有促进胃酸分泌以及促进胃肠蠕动和排空的作用，可促进消化，缓解食积。

需要注意的是，本法属于临时救急之策，切不可成为频繁"大餐生活"后的救命稻草。如今生活条件越来越好了，营养过剩，肥胖、高血脂、糖尿病、脂肪肝等富贵病已经不足为奇。可是，生活中还是应主张健康的饮食习惯，除了荤素搭配外，建议尽量只吃七八分饱，避免暴饮暴食等有害于健康的行为。

朱凌云常说：现代人不吃饱，也是一种养生，特别是晚餐。

29. 喝水胃痛、吃水果胃痛，怎么回事

胃痛，是困扰都市人的一个十分常见的病症。冷暖失宜、饮食不节、情绪过激都可以是诱发胃痛的原因。其中，饮食冷暖与胃痛有着更为直接的关系。很多患者都会说，自己喝水或者吃水果之后会更容易发生胃痛。

朱凌云认为：从药性角度来看，水和水果都是属于性凉之物，喝水或者吃水果后胃痛，就说明胃已经偏寒了，特别是还伴有肠鸣者，更可明确为胃寒之证。

胃寒之人应离寒凉之物远一些，这无可厚非。这里的"寒凉"包括两层意思，一为温度低的，患者应避免生冷食物，冰镇或温度较低的水果，特别是冰箱里刚取出的食物，也包括凉拌菜等；二为食物或中药性味偏寒凉的，如苦瓜、黄瓜、山竹、西瓜等食物以及清热解毒之类的寒凉中草药，即老百姓平时讲的"清火"的东西。对于胃寒患者来说，应尽量避免食用这些食物或药物，以防止对胃的刺激。

即使要吃水果或不可避免的服用寒凉的汤药，也要非常当心，从方法上做一些调整，来降低它们伤胃的风险。第一，饭后吃，因为空腹吃对胃的刺激很大，

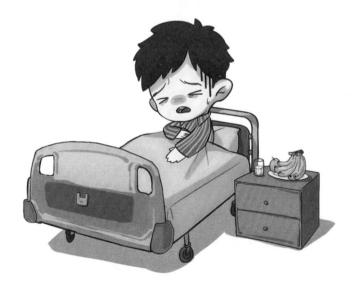

容易引起胃部不适；第二，可以采用"少量频服"的方法，每次酌量，增加频次，达到总量不变。

同时，对于胃寒的人，可经常食用一些温性的食物来暖胃，如牛肉、羊肉、韭菜、蒜苗等。生姜、红枣、红糖也是温性的食物，平时亦可将生姜、红枣与少量红糖一同煮水，早晨服用更合理，可达到温胃祛寒的作用。

朱凌云推荐针对胃寒者的茶饮：将3～5枚劈开的红枣，2～3片生姜，两者共同煮水，早晨喝为宜。

30. 早餐喝粥胃不适，怎么回事

很多人都认为粥是一款具有养生作用的膳食，特别是经常胃不舒服的人，身边的人都会提议：喝碗粥，养养胃。然而事实上，门诊常有患者会告诉医生，喝粥后胃不舒服，特别是早餐喝粥最明显，反而吃米饭倒是没问题，这是怎么回事呢？

朱凌云解释：从胃动力角度来说，粥比饭更容易消化，对胃的消化负担会小一些。但以食物寒热属性而言，中医认为水是属于偏凉性的，即使热水也是如此。粥相比饭来说，水含量更多，所以更容易引起一部分胃寒者的不舒服。此外，清晨是人体阳气相对弱的时段，早晨喝粥更容易引起胃不适，特别是小米粥，因为小米也是属于性凉之物，胃寒之人，早晨喝小米粥，无疑是雪上加霜。所以朱凌云告诉这部分患者，早餐尽量避免喝粥，如果早餐习惯喝粥的，建议可以在粥中放适量的红枣、桂圆等温热性味的食材，来起到平衡寒热的作用，减少因寒凉而伤胃的风险。

31. 慢性胃炎患者须知

日常生活中，各种不良生活习惯，很容易引发胃病，逐渐形成慢性胃炎。现如今越来越多的患者都承受着慢性胃炎所带来的不同程度的折磨。那么，患了慢性胃炎除了吃药外，平时怎么调理呢？

朱凌云认为：慢性胃炎的调理除了进行必要的药物治疗之外，最重要的就是"养"。主要从情绪、冷暖及饮食三个方面进行调摄。应注意以下事项，将有利于疾病的康复及预防复发。

- 保持情绪舒畅，精神乐观，尽力避免急躁、发怒及情绪抑郁。
- 生活起居要有规律，注意保暖，尤其注意在春秋天气冷暖交替之际适当添减衣被。
- 饮食要有节制，细嚼慢咽，不宜过饱、过饥。

饮食忌宜：

宜 选用含粗纤维少、清淡、无刺激性、细软、易消化的新鲜食物。
    （1）主食可选用软米饭、面条、面包、馒头等。
    （2）荤菜可选用猪肉、鸡肉、鸭肉、鹌鹑、鸽肉、河鱼、河虾等。
    （3）蔬菜可选用青菜、白菜、冬瓜、芋艿等。
    （4）苹果是对胃刺激较小的水果，宜切片，慢慢、分时间段吃。

忌 （1）海鲜：少吃海鲜，特别要避免贝壳类海鲜，如蚶子、牡蛎等。

（2）不易消化的河鲜：田螺、螺丝、蟹、河蚌等。

（3）油煎食物：油饼、油条、麻球、春卷、炸猪排、脆麻花等。

（4）豆类易胀气食物：蚕豆、毛豆、黄豆、赤豆、绿豆、栗子等，但豆制品可以吃。

（5）辛辣刺激食物：辣椒、胡椒、芥末等。

（6）生冷食物：生番茄、生黄瓜、柿子、香蕉、西瓜、黄金瓜以及冷饮等。

（7）其他：纤维粗糙食物，如笋等；富含油脂的瓜子、花生、芝麻等各类坚果；刺激胃的不良习惯，如嗜烟、嗜酒、浓茶、咖啡等；有胃肠副作用的药物，如阿司匹林等；以及不易消化的菜肉馅馄饨、月饼等。

32. 功能性胃肠疾病与心理因素有关吗

功能性胃肠疾病，是在排除器质性病变前提下，人体所出现的胃肠神经症。临床表现以胃肠道症状为主，如反酸、嗳气、厌食、恶心、呕吐、食后饱胀、上腹不适或疼痛或腹痛、腹胀、肠鸣、腹泻和便秘等，每遇情绪变化则症状加重。起病大多缓慢，病程常经年累月，呈持续性或反复发作。

随着生活习惯的改变、生活节奏的加快、工作压力的增加，功能性疾病发病率呈逐年升高趋势。功能性胃肠疾病的发生涉及饮食、社会、精神、体质等多种因素，其中情志因素在发病中占重要地位。现代研究显示，不良情绪可以通过大脑皮质导致下丘脑功能紊乱，进而通过自主神经系统影响胃肠道功能。

朱凌云认为：对于功能性胃肠疾病的患者，医生一般要嘱咐其控制自己的情绪，保持良好的心态，建立良好的生活习惯，同时辅以必要的药物治疗。

对于部分情绪消极或波动明显的功能性胃肠疾病患者，医生也会开一些抗抑郁药或抗焦虑药，帮助调整和控制不良情绪，改善中枢情感痛觉异常，从而明显减轻消化道症状。

33. 萎缩性胃炎是否会癌变

提到萎缩性胃炎，很多患者就会联想到癌变，一旦查出萎缩性胃炎，患者就开始忧心忡忡。事实上，萎缩性胃炎只有极少数一部分可能发展为胃癌。现代研究认为，胃癌组织周围的黏膜中，萎缩性病变多见。但是，没有得出萎缩性胃炎必然会发展成胃癌的结论。

朱凌云认为：萎缩性胃炎虽然被认为是癌前期疾病，但与胃癌并无必然联系。

萎缩性胃炎总体上讲是一种退行性改变，不会直接癌变。如在萎缩性胃炎基础上出现不完全结肠化生，甚至异型增生（不典型增生）者，才有发展为胃癌的

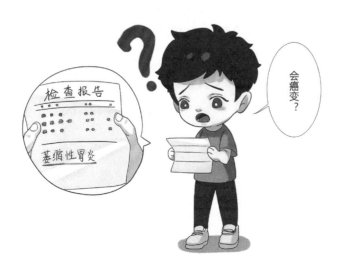

可能，只有中、重度异型增生才是最直接的癌前病变。从萎缩性胃炎经过不完全结肠化生及轻、中、重度异型增生到癌需要一个相当长的过程。因此，对于单纯萎缩性胃炎没有必要过于担心。如果无明显症状，可根据具体病情，定期随访复查胃镜即可；对伴有重度不典型增生或疑似癌症的情况，应该引起足够重视，及时就医。

此外，对于萎缩性胃炎患者，除了必要的正规治疗外，在日常生活中更要做好保养工作，保持心情舒畅，合理调整饮食结构，不要过度劳累等。以科学的态度来对待疾病，这样才能大大降低癌变的风险。

34. 如何降低消化性溃疡的复发率

消化性溃疡指发生于胃和十二指肠的慢性溃疡，患者常有长期反复的上腹疼痛发作。该病是高复发率的慢性疾病，很大一部分患者在治愈停药后1年内可能复发。因此，如何降低消化性溃疡的复发率是一个很有现实意义的话题。

朱凌云总结了降低消化性溃疡复发率的注意事项。

（1）减少诱发因素，提高患者的自我保健意识，如戒烟或少吸烟，不饮烈性酒，减少服用对胃有损伤的药物，注意生活和饮食规律，保持心情舒畅。

（2）在医生指导下合理应用药物治疗，疗程结束尽量逐步停药，维持治疗一段时间。停药后若出现症状，再根据情况恢复用药。

（3）对复发的溃疡病，患者要做幽门螺杆菌检测，如为阳性，应予正规的抗幽门螺杆菌治疗。

（4）坚持服用中药治疗，在一定程度上可起到改善症状和防止复发的作用。

（5）如多次出现较严重的并发症，或在维持治疗的情况下仍反复发作者，可考虑手术治疗。

35. 胃胀、胃痛要用对胃药

胃胀、胃痛症状在功能性消化不良患者中非常多见，生活中很多这样的胃病患者每次发病，便会按照自己的经验去药房买胃药吃。面对各式各样的胃药品种，患者往往只是盲目选择，所以效果常常不令人满意，有的甚至病情加重。那么，对于一些常用的胃药，我们应该如何选择？

朱凌云认为：对于一些功能性消化不良，常常以胃胀为主要症状，尤其是餐后即感觉胃不适、胃闷塞，甚至有食物堵在胃里的感受，稍活动后症状可有所缓解。这样的情况大多提示是"胃动力不足"。

目前西医治疗以促胃动力药物为主，如多潘立酮（吗丁啉）、西沙必利、莫沙必利等。其主要机制是通过增强胃蠕动，促进胃排空。同类的中成药如保和丸等，通过理气和胃来治疗这类功能性消化不良。这些可有效缓解餐后胃动力不足引起的消化不良，减轻或消除食积所引起的胃胀、胃痛等症状。

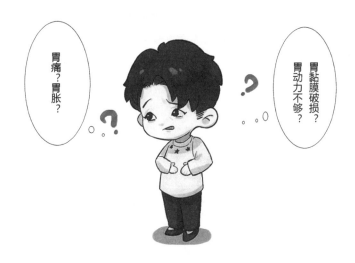

另一种情况，是以胃痛为主要症状，常伴随胃脘隐痛、上腹部不适，空腹加重，食后痛减等症状。这一般提示胃黏膜表面有破损，因受到了胃酸的刺激而产生各种不适症状。如消化性溃疡、胃黏膜糜烂等，确诊主要凭借内镜检查。

目前西医学常以制酸剂（奥美拉唑、雷贝拉唑等）减少胃酸，胃黏膜保护剂（铝碳酸镁片）保护胃黏膜，抑制胃蛋白酶活性及与胆酸结合，达到迅速止痛及促进溃疡愈合的效果。

Tips

功能性消化不良是指具有腹痛、腹胀、嗳气、恶心、呕吐、腹泻、便秘等消化道不适症状，经检查排除引起这些症状的器质性疾病的一组临床综合症状。

36. 胃下垂患者需要注意些什么

胃下垂的现象在我们日常生活中并不少见，其临床多表现为不同程度的上腹饱胀感、沉重感、压迫感等，食后尤甚，平卧时减轻，一部分患者常见腹痛，多为持续性隐痛。常于餐后发生，与食量有关。进食量愈大，其疼痛时间愈长，且疼痛亦较重。同时，疼痛与活动有关，饭后活动往往使疼痛加重，部分患者会伴有饭后恶心呕吐。由于胃下垂的各种不适症状可长期折磨患者，使其精神负担加重，影响生活质量。

胃下垂主要是由于支持胃的韧带或胃壁的弛缓而导致，严重者站立时，胃部最低处可达盆腔。本病多发生于瘦长体形的人。此外，消耗性疾病，尤其是胃肠疾病进行性消瘦者，及卧床少动者也易患此病。对于胃下垂，西医无特殊治疗手段，中医治疗有药物、针灸、推拿、气功锻炼、精神调养等。那么，针对胃下垂患者，平日应该注意些什么吗？

朱凌云推荐胃下垂患者的日常调养有以下几点。

（1）尽量做到少食多餐：胃下垂患者忌暴饮暴食，如果患者一次性进食量过大，胃内容物一时性过多堆积，由于重力的下坠作用，很容易增加胃壁韧带牵引力，进而加重病情。所以患者应少食多餐，细嚼慢咽，并少吃过于刺激的食物，以及碳酸饮料、豆类等易产气的食物，尽量吃易消化的东西。其次，要避免吃夜宵的习惯，特别是临睡前的饱食，不利于肠胃的休息。

（2）饭后宜躺一会儿：胃下垂患者宜在饭后躺一会儿，可减轻胃下垂症状；此外，不可饭后立即散步，宜静坐半小时后再进行活动。

（3）多锻炼腹肌：平时通过锻炼腹肌可以改善胃部的肌张力，提高胃肠蠕动力，从而减轻临床症状。仰卧起坐、平卧抬腿等练习都是不错的选择。

总之，胃下垂是慢性病，需长期治疗，患者亦应持之以恒，平时宜注意饮食起居，保持少食多餐，适当加强腹肌锻炼。

37. 胃食管反流病患者须知

胃食管反流病是常见的慢性疾病，以烧心、反流为典型症状，还可有胸骨后疼痛、嗳气、吞咽困难等临床表现。本病机制复杂，症状多样，易反复发作，迁延不愈，严重影响患者生活质量。本病的发生主要与情绪、饮食习惯、生活方式等密切相关。注意以下事项，有利于疾病的康复和预防复发。

以下五点是引起胃食管反流病的主要致病因素，必须重视，应以避免和纠正

（1）过多饮酒，特别是烈性酒。

（2）过多吃甜食，包括甜味饮料、很甜的水果等。

（3）过多吃油脂，如油炸食物、肥肉，含油量多的点心如蛋糕、面包、甜饼干以及富含油脂的各类坚果如花生、瓜子、核桃、芝麻、开心果等。

（4）过多吃荤菜。

（5）过多吃辛辣食物、浓咖啡等刺激性较大的食物。

其他一些注意事项

（1）保持情绪舒畅，精神要乐观。

（2）生活起居要有规律，注意防寒保暖，避免过度劳累。

（3）饮食要有节制，应定时定量，不要过饱。

（4）睡前 2 小时不要进食，睡觉时抬高床头可缓解症状，减少弯腰和前倾动作。

朱凌云长期从事胃食管反流病的诊疗，对本病进行了深入研究，并将本病的饮食禁忌精简概括为以下两大类。

（1）油：油炸，重油的炒菜，大部分含油高的面包、蛋糕，坚果类。

（2）甜：糖、巧克力、蜂蜜、甜度较高的水果、大枣、饮料等。

朱凌云认为，烧心、反流等胃食管反流病症状的发生大部分与上述饮食相关。饮食注意了，可很大程度上缓解本病的临床症状，减少复发，预防发病。

除了上述注意事项外，朱凌云还建议：患者饥饿时可吃含油量少的面包，最好是咸的切片面包；饼干应吃咸饼干；可以吃粥，粥可用一半粳米，一半糯米

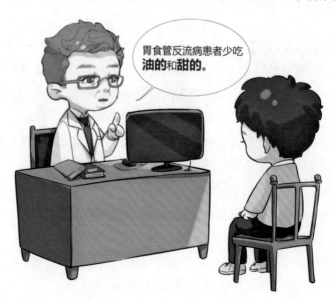

胃食管反流病患者少吃**油的**和**甜的**。

熬制，放点新鲜的山药则更好（在粥将熬好时放入切碎的山药小块，再熬片刻即可）。

38. 反流性食管炎的药物治疗有哪些

反流性食管炎为消化道常见疾病，是指由于胃和（或）十二指肠内容物反流入食管，引起食管黏膜的炎症、糜烂、溃疡等病变。该病是胃食管反流病中的一个类型，食管胃镜下表现为食管黏膜的破损。临床症状多样，其典型的症状为烧心和反流，不典型的症状包括胸闷、胸痛、上腹痛、上腹灼烧感、打嗝嗳气等，部分患者会出现咳嗽、咽喉症状、牙蚀症等食管外症状，常见的并发症有食管狭窄、上消化道出血、穿孔等。

本病的治疗药物主要有抑酸剂、胃肠动力药物、胃黏膜保护剂等，其中以质子泵抑制剂（如奥美拉唑、雷贝拉唑、埃索美拉唑等）为一线药物，该类药物能持久抑制胃酸，通过抑制胃酸分泌，减少酸性物质对食管黏膜的损害，从而一定程度上改善症状。另一类抑酸剂是 H2 受体拮抗剂，包括西咪替丁、法莫替丁、雷尼替丁和尼扎替丁等，其抑酸能力相对较弱，疗效显著低于质子泵抑制剂，适用于轻、中度患者的维持治疗。

胃肠动力药物主要有多潘立酮、西沙必利、莫沙必利及依托必利等。该类药物通过增加食管下端括约肌压力，使食管蠕动功能改善，从而促进胃内容物排空，以减少反流的程度及频率，达到缓解症状的目的，主要适用于胃排空延迟者。

临床常用的胃黏膜保护剂有硫糖铝、枸橼酸铋钾、氢氧化铝凝胶、铝碳酸镁和氢氧化镁合剂等。该类药物能对损伤的黏膜起机械性保护作用，可与十二指肠液结合，亦可中和胃酸，故能减少胆盐及胃酸对食管黏膜的损伤。

此外，临床对于本病常规抑酸等治疗后症状仍不能缓解者，根据情况给予联合抗抑郁或焦虑药物治疗，能促进临床症状的改善，帮助患者提高生活质量。目前临床常用的药物包括帕罗西汀、氟哌噻吨美利曲辛（黛力新）等。

反流性食管炎的药物治疗仍是一个有待进一步攻克的难关，目前质子泵抑制剂治疗方案虽疗效确切，可一定程度上改善临床症状，但作为非病因性治疗，不能从根本上解决反流问题。长期服药会对人体引起不良反应，甚至毒副作用，且增加经济负担。中医学对于本病的认识达到了一定的深度，同时当代医家也在不断地摸索符合时代需求的宝贵经验，并在临床实践中取得了相当的疗效，已有越来越多的患者更愿意接受中医药的治疗。中医药疗效不亚于西药，而且能降低本病的复发率，避免西药的不良反应，临床用中西医结合治疗本病显示出一定的优势。

39. 感染了 HP 是否一定要"杀"

相信大家对体检报告单上面的"HP"并不陌生，如果"HP（+）"，医生一定会提醒患者感染了幽门螺杆菌。

幽门螺杆菌感染与胃癌之间存在明确的相关性

根据世界卫生组织报告，幽门螺杆菌是世界上人群感染率最高的细菌之一，我国幽门螺杆菌感染率约 60%，即 2 个人中至少有 1 个人感染。大量的研究表明，幽门螺杆菌感染可导致胃炎、胃溃疡的长期存在，它也是导致胃癌及其癌前病变的重要始动因子，每年新发现的胃癌有近一半与幽门螺杆菌感染有关，幽门螺杆菌感染者患胃癌的危险性与正常人群相比可增加 4～6 倍。根除幽门螺杆菌确实可有效预防胃癌，这有着来自我国科学、严谨、客观的临床研究数据支持。然而，是不是所有人感染了幽门螺杆菌就该吃药，把它扼杀在摇篮里？

一些专家学者不提倡根除幽门螺杆菌，主要是基于我国幽门螺杆菌感染无症状人群太庞大，以及根除方案混乱导致抗生素滥用等原因。临床杀菌用"三联疗法"或"四联疗法"，其中至少两种是抗生素，抗生素在杀死病菌的同时也会引起诸多的不良反应，比如胃肠不适、肝功能损害、皮疹以及肠道菌群紊乱等。所以，尽管研究显示幽门螺杆菌感染与胃癌之间存在明确的相关性，但这并不是说感染了幽门螺杆菌就一定会得胃癌。

朱凌云常说：从感染了幽门螺杆菌到得胃癌，还有很遥远的一段距离。

胃癌的发生与遗传、饮食、年龄、环境等多种因素有关，幽门螺杆菌感染只是其中重要的致病因素之一，而且感染者中最终仅有不到1%发生胃癌。另外，有研究证据显示，幽门螺杆菌感染与反流性食管炎间有一种逆向相关的倾向，即杀菌会增加反流性食管炎的患病风险。更重要的是幽门螺杆菌具有很强的传染性，它主要经口-口传播和粪-口传播，可通过手、不洁食物、不洁餐具、污染的水源等途径传染。由于我国传统饮食习惯，以共同进餐方式为主，在日常生活中不可避免幽门螺杆菌的传播。也就是说，刚杀完菌的患者，当天在外面吃一顿饭，很大可能又会被感染了，可谓"防不胜防"。倘若每次发现感染就对其"格杀勿论"，在短期内经数个回合后，频繁的承受"杀菌治疗"对身体带来的打击，就算是健康人也是难以招架的，并且反复用杀菌药物也会增加机体的耐药性，所以不能盲目杀菌。

朱凌云认为：人体和幽门螺杆菌是可以"和平共处"的，但要定期随访及复查。

有两类人群建议筛查幽门螺杆菌

（1）有胃癌家族史的人建议筛查幽门螺杆菌。他们属于胃癌发病的高危人群，若查出是阳性应尽快根治，可以降低胃癌的发病率。

（2）反复腹胀、腹痛，有胃炎病史，常规用药后总是效果不佳者。这类人群除了筛查幽门螺杆菌外，还应做胃镜检查，可以避免胃癌、贲门癌等消化道恶性疾病的漏诊。

有六类人群应对幽门螺杆菌进行根治

（1）患有消化性溃疡者（无论是否活动和有无并发症）。

（2）胃黏膜相关淋巴组织淋巴瘤者。

（3）慢性胃炎伴消化不良症状者。

（4）慢性胃炎伴胃黏膜萎缩、糜烂者。

（5）胃癌术后者。

（6）有胃癌家族史者。

预防幽门螺杆菌的注意事项

（1）采用分餐制或用公筷。

（2）家人间也要注意避免互相夹菜。

（3）避免食物咀嚼后再喂孩子的做法。

（4）有条件的用高温消毒碗筷，或者洗碗时放在锅中用开水煮。

Tips

幽门螺杆菌（HP）是一种定植于胃黏膜上皮表面的细菌，属于微需氧革兰阴性菌。1983年首次从慢性活动性胃炎患者的胃黏膜活检组织中分离成功，是目前所知能够在人胃中生存的唯一微生物种类。2017年10月27日，世界卫生组织国际癌症研究机构公布的致癌物清单初步整理参考，幽门螺杆菌在一类致癌物清单中。

防治与健康

40. 头晕乏力非独虚也

很多患者会有这样的认识，如果出现了头晕，身体没有力气，就一定是体质虚弱的表现，需要及时进补。实际上并非完全如此，还是应该看具体情况而定。

朱凌云认为：引起头晕乏力的原因有很多种，除了体质虚弱，另有一种常见情况就是"痰湿困阻"，也就是我们平时讲的"湿气重"。这类患者也可以出现头晕乏力，并且常常伴有肢体困重、头重如裹、舌苔厚腻等情况。

中医认为，"湿为阴邪，易损伤阳气，阻遏气机""湿性重浊""湿性黏滞""湿性趋下"。可见湿为重浊之邪，具有重着、黏滞、停滞、弥漫的特点。"湿聚成痰""痰湿"共为人体水液代谢异常而聚集形成的病理产物，其伤人多隐缓不觉，且易导致多种病变。一旦侵袭人体脏腑就留滞其中，如果停留在头部，就会出现头部像裹了一层很厚的布一样的感觉，产生头晕的症状；如果停留在下肢，就会出现下肢困重，迈不开腿，严重的甚至会觉得全身乏力。

中医认为痰湿属于有形之邪，属于实质性的病理产物，即实性病证。同样可以导致头晕乏力的另一个实性病证是"瘀血"。临床常见于动脉硬化、血行不畅、脑动脉供血不足以及颈椎病的患者。

总而言之，引起头晕乏力的原因并非只有虚证一种情况。切不可一见头晕乏力，就误以为虚而妄用补药，非但症状难以改善，反而导致"湿气"之类的实邪更加猖獗，即实证更实。同样的，对于医者而言，单单凭个别症状就妄下诊断，不免会出现诊断偏差，甚至南辕北辙。中医治病讲究望、闻、问、切四诊合参，医者须综合各种情况再做出判断，这样的诊断才最为全面、准确。

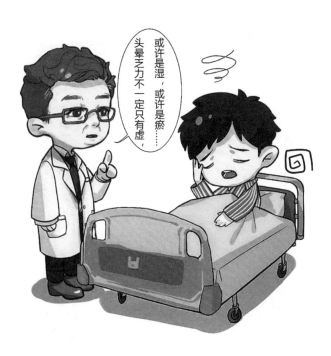

41. 为什么只有半夜或晨起口干

口干，常是口腔内唾液缺乏所引起的一种临床症状。中医认为其病因可涉及五脏六腑，外感风热、湿热、痰饮、瘀血、阴虚火旺等均可导致津液亏少，不能上承口腔，故而口干。这类口干患者常伴有口苦的症状。

朱凌云认为：引起口干、口苦症状的原因不能一概而论，应当分情况而定。许多患者会说自己整天觉得口干或口苦，这种情况大多是由于阴虚内热、火热伤津而造成的，一般此类患者的口干、口苦是不分昼夜，持续存在的。但另有一些患者，他们会描述口干、口苦不是一整天都有，而是只有在半夜里，或者早晨起床时才有这种感觉。这种情况，应该考虑是体质弱引起的。因为体质弱（主要是气虚），夜间舌后肌肉松弛，导致张嘴睡觉或打呼，口腔水分蒸发，造成口干、口苦。

所以，医生在问诊的时候，必须要仔细询问，不单单要询问详细的症状，还要询问症状发生和持续的时间。这些细节上的面面俱到体现了海派中

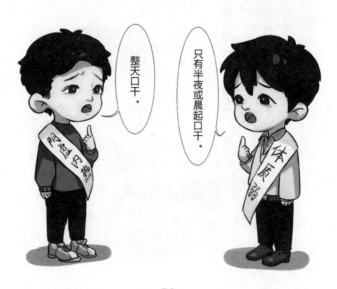

整天口干。

只有半夜或晨起口干。

医严谨的作风和历代医家医风的传承。

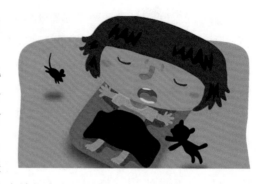

此外值得注意的是，口干也是多种疾病的信号，如干燥综合征、糖尿病、口腔疾病、念珠菌感染以及药物引起的不良反应等。因此，当口干症状长期得不到缓解，应当去医院进一步检查，明确病情。

42. 癌症的常见发病因素有哪些

癌症（恶性肿瘤）是威胁人们生命健康的大敌，也是大家都不愿意提及的话题，"谈癌色变"描述了人们对恶性肿瘤的恐惧。很多癌症治愈率低、死亡率高，患者在患病过程中异常痛苦。更令人无奈的现实是，癌症的患病人数在一天天地增多。

根据 2019 年全国最新癌症报告，我国目前每年恶性肿瘤发病约 392.9 万人，死亡约 233.8 万人，与历史数据相比，癌症负担呈持续上升态势。且近 10 多年来，恶性肿瘤发病率每年保持约 3.9% 的增幅，死亡率每年保持 2.5% 的增幅。随着发病率走高，癌症正越来越多地侵入我们的生活。近年来，我们也不难发现，癌症患者越来越年轻化，不仅是老人多发，一些年轻人或中年人也可见。大家有没有想过，这到底是怎么回事？

朱凌云认为：癌症与遗传因素有关，可能与生俱来，而后天的诱发因素更为关键，除了饮食习惯、环境等我们较难控制的因素外，最重要的就是长期的消极情绪和持续的疲劳。

　　情绪对我们的身体健康一定是有影响的，尤其是长期处在焦虑、紧张、抑郁等负面情绪之下，会增加患病的可能。研究发现，易患癌症的人群有这样的心理特征：过分压抑自己的情绪，怒而不发，不善于发泄自己的情绪或过分克制自己，忍气吞声，过分谦虚，过分依从，总是回避矛盾等。另有研究表明，人体的免疫功能可以使抗癌细胞增殖，精神因素就是通过对免疫功能的影响而使癌症发生、发展或抑制的。一些人认为癌症是不可治愈的，得了癌症就是等于得了绝症，思想负担加重，并出现恐惧、失望、焦虑或抑郁等不良情绪，甚至精神崩溃，患者不能正确应对和调适，影响饮食、睡眠等，甚至不再配合医生的治疗，最终导致病情不断恶化、加重，这就形成了恶性循环，加剧了癌症在人们心中的恐惧度。可见，心理的障碍在癌症的治疗上起着非常重要的作用。因此，癌症患者需要重视情绪管理，一旦陷入了低落的情绪之中，要及时积极地调整，避免出现更糟糕的情况。

　　此外，现代人生活节奏快，工作繁忙，经常熬夜加班，身体不能得到必要的休息。这样短期内虽然不会直接危害生命，但仍然会带来严重的健康隐患。研究显示，若身体长期过度疲劳，会损伤我们的免疫系统，修补自身细胞激酶的能力就会下降，抵抗力下降，给癌细胞可乘之机，增加患癌的概率。

　　癌症其实是种慢性病，癌症本身并不可怕，在现代科技不断发展的今天，癌症已不再是"必死之症"，很多早期癌症是可以治愈的。即使是一些晚期癌症患者也可以通过科学的治疗缓解症状，延长生存期。但对于自身而言，在生活中要学会调节情绪，保持心情舒畅，工作时间不要过度紧张，适当安排一些休闲时间，参加健身活动、集体活动，与人交流，以调整好情绪；避免长期过度疲劳，生活规律，注意休息，劳逸结合，每天保证充足的睡眠。

43. 贫血的常见原因有哪些

　　相信大家对贫血应该不会陌生，化验单中血色素（血红蛋白）低于正常，临床出现头晕，困倦，乏力，面色、口唇、指甲颜色苍白等症状，这些都会让人想到贫血。一旦贫血，猪肝、红枣、桂圆等就会成为患者菜谱中的常客。这些食物营养丰富，的确有着很好的补血作用，但贫血的发生，并不仅仅只有营养不足这一个原因。倘若体内存在着慢性失血的情况，即便补充了足够的营养物质，贫血可能还是难以纠正。

朱凌云常提醒：遇到贫血的情况，首先是要弄清为什么会贫血，针对病因进行干预治疗，这才是科学的态度。

一般情况下，贫血无非是由于生成不足，或流失过多，常见的原因，除了营养不良外，缺铁性贫血非常多见，包括铁的摄入不足、铁的吸收不良、失血等。女性月经过多是导致慢性贫血的常见原因，此外，消化道溃疡和肿瘤也能造成慢性失血。

44. 小儿出汗的常见原因有哪些

小儿生性好动，整天蹦蹦跳跳的孩子们身上总微微有一层汗。相对于成年人，孩子们的多汗似乎是一个常见的现象，但并不是每一个孩子的出汗都是正常的生理现象，有些孩子多汗，也可能是身体的一个预警信号。

朱凌云提醒：或许大家都不会想到缺钙会与小儿多汗有关，但多汗，尤其是入睡后的多汗的确是小儿缺钙的外在表现之一。

当然，缺钙还有很多其他的表现，如睡眠差、易惊醒、阵发性腹痛、腹泻、抽筋等。在小儿缺钙的诸多表现之中，多汗并不是最具有代表性的，但也希望大家不要忽视这个预兆。

也许有人会说，自家的孩子的确是汗多，但去医院做了检查，并没有查出什么异常，那又为什么这么容易出汗呢？对于这种非病理性的出汗，其发生可能与

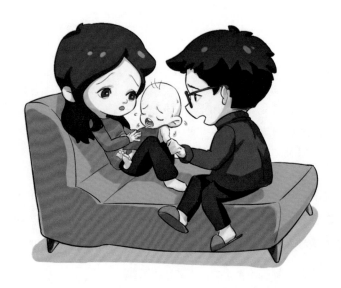

生活习惯有着密不可分的关系。中医认为，小儿为纯阳之体，如果平时食用过多的热性食物，比如牛羊肉、油炸食品等，就会让人体这个"锅炉"的火更旺，从而造成多汗。因此，小儿在平时也要注意饮食的均衡搭配。

45. 胁肋部不适的常见原因有哪些

常常有患者说自己胁肋部不适，有的是隐痛，有的是难以描述的难受；有的在两边，有的仅为一边。这到底是怎么回事呢，说明有什么问题吗？

首先，要排除外伤性疾病。若有明显的外伤、撞击史，要考虑肋间软组织损伤或骨折引起的胁肋痛，一般表现为急性起病，疼痛反复，痛有定处，压之痛甚。其次，岔气也可表现为胁痛，一般是在剧烈运动后的急性胸胁痛，也可见于搬运重物、推车、跳跃、攀高或挑抬时，用力过度或不当，症状可伴随着胸部闷胀而作痛，痛无定处，疼痛面积较大，在深呼吸、咳嗽以及转侧活动时，因牵制胸胁部而疼痛或窜痛，呼吸急促。人体最主要的呼吸肌是肋间肌和膈肌，当肋间肌痉挛时，胸部两侧就会发痛。当膈肌痉挛时，疼痛就会发生在左右肋下。发生岔气后，常常在动作停止后可自然消失，腹部按摩、缓慢深呼吸或腹式呼吸能加速其缓解。

以上疾病一般起病较急，那么对于长期的、慢性的胁肋部不适，应该考虑哪些问题？

朱凌云认为有以下几方面要考虑。

（1）肝病：人体肝脏主要位于右胁肋部，反复持续右侧胁肋隐隐不适要注意肝的问题，尤其对于长期酗酒、脂肪肝或有慢性肝病史的人要特别注意。肝病的主要症状表现为容易疲劳、厌油，还可见面色偏黄、眼白混浊、发烧、恶心呕吐、头昏头痛、腹痛腹泻、黄疸、皮肤毛细血管扩张，面部、颈部、上胸部、肩部及上肢部见蜘蛛痣（痣体有一个中心点，周围有呈辐射状的小血管分支，形态似蜘蛛，故称为蜘蛛痣），手掌可见朱砂一样的密集红斑，以大小鱼际明显，称为肝掌。有的人伴有低热、月经失调、性功能紊乱或减退等。肝功能检查、腹部B超等常规检查，可初步判断病情。

（2）胆病：胆囊位于右上腹，肝脏的下缘，附着在肝脏的胆囊窝内，借助胆囊管与胆总管相通。所以从位置上来看，胆系疾病也会引起右胁肋部不适。其临床症状可有右胁肋部持续性疼痛或阵发性绞痛，向右肩背放射，也可伴有恶心呕吐等。最特异性的鉴别要点，胆系疾病常因进食高脂油腻饮食而诱发，且进食后多在间隔一段时间后发病。现代人的饮食习惯，一般早餐相对清淡，中餐、晚餐"肥甘厚味"会多一点。所以，临床常有患者按着自己的右上腹部描述："医生，我这里总是不舒服，早上没感觉，一般在中饭或晚饭后一两个小时出现不舒服。"这类患者要考虑胆系疾病，同样的可以通过肝功能检查、腹部B超等常规检查加上腹部体格检查，初判病情。

（3）情绪不畅：胁肋部不适，特别是两胁不适，最多见于情绪不畅者，包括焦虑、压抑者和急躁易怒者。中医称为"肝气郁结"和"肝火旺盛"。常常患者会描述"今天和邻居吵完架后，胃两边开始痛了""最近家里有不开心的事，胃的边上这里总感觉不舒服"……

1）肝气郁结：常有情志不舒病史，有情志不舒，胸闷喜叹气，胸胁或少腹胀痛、窜痛，妇女可见乳房胀痛、痛经、月经不调症状；常感咽中有异物感，吐之不出，咽之不下，中医称为"梅核气"。

2）肝火旺盛：可见急躁易怒，面红目赤，头晕胀痛，口苦口干，耳鸣耳聋，睡眠差等。肝火旺可以是肝郁日久进一步发展，即中医讲的"气郁化火"所致。

此类存在不良情绪的患者，一般化验体检指标并无明显异常。要改善临床症状，应该以调畅情绪为重点。

....

胁肋部不适的原因还有很多，如肋间神经痛、神经纤维病变等，有时感冒也会有胁肋痛表现。所以，最好找医生当面咨询，做一下体检，切不可自己在家看书、上网盲目研究，避免"无中生有"或者耽误病情。

46. 胸前区不适的常见原因有哪些

胸前区不适包括胸口闷、胸痛等，是临床常见的症状，有突发的，有持续的，有隐隐约约的，有胸痛到有濒死感的。这其中可能有一些是不用大惊小怪，也不必刨根问底，而有些即使症状暂时缓解，也需要引起足够重视的。

朱凌云总结常见的原因有以下几类。

（1）心脏疾病：最常见的是心肌缺血、冠心病心绞痛、慢性心功能不全等，尤其在老年患者中多见，可由不良情绪、天气冷暖交替或疲劳等因素诱发胸前区不适症状。一般情况下，去除病因，按医嘱服用相关药物后，症状未缓解，可就医检查心电图、心超、心功能指标等，以确定无恙。另一种情况，患者出现胸骨后或者心前区疼痛，也可发生在上腹至咽部之间的任何水平处。疼痛的性质是压榨紧缩、压迫窒息、沉重闷胀样疼痛，常被描述为"如有东西压着"，疼痛的程度可轻可重，疼痛的持续时间较长，多达 30 分钟以上，甚至长达数小时或数天，疼痛服用硝酸甘油、速效救心丸等药物不能缓解，不典型的可表现为胃痛、牙痛或关节痛，患者常烦躁不安、出汗、恐惧，有濒死之感。有这样的症情，高度怀疑是急性心肌梗死，一旦察觉到心梗的症状就需要第一时间进行治疗，保持镇定，立即拨打 120 或至附近有条件的医院就医。

（2）食管疾病：如胃食管反流病患者也会出现胸前区不适，或胸痛的症状。本病患者常伴随烧心、反酸、反食、嗳气、腹痛腹胀、咳嗽、咽喉不适等症状，发病多与饮食相关，部分患者口服制酸药（如奥美拉唑、兰索拉唑、埃索美拉唑等）后症状可有所缓解，由于非病因性治疗，故本病停药后易复发，导致症情反复。

（3）肺系疾病：如肺炎、急性气管支气管炎，也可有胸前区不适。此类患者有肺系疾病的典型症状，包括咳嗽、咳痰、喘促，呼吸困难、发热等。一般就医查血常规、胸片、肺部 CT 等不难鉴别。

（4）情绪因素：在生活中，情绪因素引起胸闷非常多见。常常有人因为与家人不开心，开始胸口不适；有些学生一临近考试，就开始胸闷透不过气来。中医认为，这是肝郁气滞，是由于不良情绪导致肝的疏泄功能异常，疏泄不及而致气机郁滞所表现的胸前区不适，患者常自觉在"大叹气"后症状似乎有所好转。

以上为临床胸前区不适的常见情况，当然临床上还可有很多其他疾病，如纵隔疾病、气胸、肺栓塞等，这些都需要在医院就医，进一步确诊。

47. 手脚冰凉就是阳虚吗

很多人会有手脚冰凉、四肢怕冷，尤其是年轻女性多见。常有人误以为，手脚冰凉是阳虚所致，而大量进补燥热的温阳食物，结果吃完后马上出现失眠、出汗、口腔溃疡、便秘等上火的症状。这是怎么回事？

中医学认为阳气有温煦、推动、兴奋等作用，能温暖肢体、脏腑。若人体阳气虚损，代谢功能减退，温煦功能减弱，热量不足，容易出现虚寒的征象。不但会出现手脚冰凉，还应有全身畏寒肢冷症状，包括面色苍白、大便溏薄、小便清长、脉沉微无力等。

仅仅手脚冰凉，身体并不觉得冷，并非阳虚，而是阳郁，或是气机郁滞，此类患者多有情志不畅的特质。中医学认为肝喜条达，恶抑郁，若长期处于情志不畅，如焦虑、抑郁状态，或多思多虑、闷闷不乐者，就会导致体内气机不畅，血脉涩滞，阳气不能外达四肢而郁积于内，四肢失去阳气之温煦而见手足冰凉。由此可见，手脚冰凉这一症状并不一定是阳气绝对不足所致，阳气传输不畅，同样可以引起。

朱凌云临床发现,自他从医以来,遇到过真正阳虚体质的人相对来讲并不算多,大部分来诊主诉手脚冰凉的患者,反而多为内热体质的人,大多为肝郁气滞,气血不畅,所以切不可妄用温阳之品来解决问题。

48. 耳鸣的常见原因有哪些

耳鸣为患者自觉耳内鸣响,如闻蝉声或如潮声,为嗡嗡声、嘶嘶声等单调或混杂的响声,声响或细或暴,妨碍听觉。耳鸣可以短暂或持续性存在,严重的耳鸣可以扰得人一刻不得安宁,令人十分紧张,影响生活、工作和学习。

耳鸣可见于西医很多疾病之中,内科方面有急性传染病(如流行性感冒)、中枢性病变(如脑肿瘤、听神经瘤、颅内压增高等),药物中毒(如链霉素、庆大霉素、万古霉素等),烟酒中毒以及贫血、高血压、脑动脉硬化、内耳眩晕以及神经症等。五官科方面有外耳病变(如外耳道炎等),鼓膜病变(如鼓膜穿孔、破裂等),中耳炎等。耳鸣根据其病变性质,可分为器质性和功能性两大类。内科一般应测量血压,做血常规化验、脑多普勒和脑CT检查等,以排除高血压、贫血和中枢性病变;若属五官科疾患,应到五官科做相应的专业检查,如电测听声阻抗检查等。

朱凌云认为:耳鸣的病因病机很多,除了器质性原因,临床常见原因还可包括肾虚、疲劳、情绪不畅。

(1)肾虚:中医认为耳为肾之窍,肾病则耳病,故耳鸣多与肾虚相关。多见于年老体弱者,耳鸣病程较长,鸣声不亢,伴有腰膝酸软、头晕等症。此类耳鸣,多以补肾药收效。临床常用治疗耳鸣的中成药耳聋左慈丸,就是以补肾的六味地黄丸为基础方加减而成的。

（2）疲劳：过度疲劳，经常处于劳累状态，也很容易引起耳鸣。此类耳鸣常常为患者敲响警钟，说明体能开始透支了。应做到生活有规律，保持睡眠充足，避免过度疲劳。

（3）情绪不畅：耳鸣也可以是一种心身疾病，与心理因素关系非常密切，一定要注意自己心理情绪的管理，心理焦虑、抑郁或者急躁易怒，都可能诱发耳鸣。有些患者多思多虑，不能控制自己的心理情绪，耳鸣症状反复发作，致使更加的烦躁。这类患者情绪缓解或焦虑状态改善后，耳鸣也随即消失或缓解。

总之，耳鸣的有效治疗是建立在查找病因、确定病情的基础之上的。这就要求患者寻求专业的诊治，任何盲目的治疗，对耳鸣治疗有害无益，更会加重病情。

49. 颈椎病有哪些注意事项

现如今"低头族"越来越多，各种电子产品的使用，让人在工作之外也总是低着头，这导致颈椎病的患病率不断上升，特别是会计、设计师、外科医生、电脑操作者、办公室白领等，更是颈椎病的高发人群，该病的发病逐渐趋向于年轻化。

颈椎病引起的各种症状又称颈椎综合征，是由颈椎的退行性病变为基础的疾病，表现为颈椎的长期劳损、骨质增生，或颈椎间盘脱出、韧带增厚并压迫颈椎脊髓、神经根或椎动脉，从而出现一系列症状。临床表现多为颈背肩臂酸痛、上肢麻木无力、头晕头痛、记忆力减退、耳鸣、上肢麻木，严重者恶心、呕吐、下肢痉挛、肌肉萎缩、行走困难，甚至四肢麻痹、瘫痪、脑梗死等，并可影响胃及心血管，严重危害健康。

颈椎病一般起病时病情较轻，常常不被人们所重视，多数能自行恢复，时轻时重。只有当症状继续加重而不能逆转，导致影响工作和生活时才引起重视。

朱凌云认为生活中应注意以下几点，可有助于防止颈椎病的发生或发展。

（1）避免长期低头的动作：长时间低头这一体位，会使颈部肌肉、韧带受到牵拉而形成劳损，导致颈椎椎间盘发生退变。所以长期伏案工作，或经常玩手机的"低头族"，应该每30～40分钟活动一下颈部以放松肌肉。活动时，应将颈部处于过伸位，双臂平举，手腕上抬，缓慢后拉双臂，多次反复进行练习。

（2）忌躺在床上看书、看电视：躺在床上看书、看电视的动作，常常会造成颈部肌肉过度疲劳，增加颈椎的不稳定性，从而导致颈椎病的发生，故此举应尽量避免。

（3）减少拎重物：长期拎重物，导致颈部、双肩及手臂反复持续受力，使颈部肌肉受到牵拉而过度疲劳，可导致颈椎病的发生。所以，应减少拎重物，让颈部肌肉放松，使肌肉、关节得到舒展，促进气血流通。

（4）注意颈椎保暖：颈椎受冷，会引起颈部肌肉发生痉挛，造成颈椎病的发生。所以应做好颈椎的防寒保暖工作。如天冷时可用围脖、丝巾等护颈，防止寒气侵袭；天热时避免颈部直接对着电风扇、空调吹风；出汗后也不要使颈部直接吹冷风；如遇淋雨受湿应及时擦干。

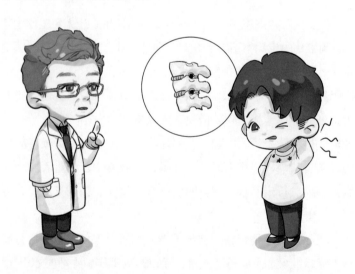

50. 慢性前列腺炎有哪些注意事项

慢性前列腺炎占泌尿科门诊疾病的 25%～30%，其症状表现为尿频、尿急、尿痛、尿不净等，可合并有会阴部、腰骶部、耻骨上区等隐痛不适，久则易出现阳痿、早泄等症状。这些都严重影响着患者正常的工作和生活。然而，慢性前列腺炎是临床较难治疗的男性疾病，药物治疗往往效果不理想。良好的生活习惯，注意加强平时自我保健，对此病的康复颇为有益。

朱凌云认为慢性前列腺炎患者的自我养护要做到以下几点。

（1）避免久坐，穿宽松的裤子：长期久坐的出租车、公交车司机最容易引起前列腺炎。因为久坐会使前列腺反复、长时间充血，导致局部血流瘀滞，而容易引发前列腺炎。同样道理，过紧的紧身裤也是本病的致病因素。所以，要避免久坐不动，穿宽松的裤子，多参与户外运动，长期坚持可以增强身体免疫力和抵抗力，有效预防前列腺疾病。

（2）忌烟酒，避免辛辣饮食：烟酒的危害大家都知道，酒精除了伤肝，也不利于前列腺。长期喝酒会导致前列腺充血，最后造成前列腺炎，特别是烈酒，危害更大。吸烟也会给前列腺带来诸多负担。同时，过度辛辣的食物也会诱发疾病或加重病情。所以，应改变不良的生活方式，戒烟戒酒，避免食用辛辣刺激等食物。

（3）避免长期憋尿：尿液中含有多种酸性化学物质，当患者长期憋尿，膀胱内压力增高，前列腺管开口处损伤时，就会造成尿酸等刺激性化学物质反流进入前列腺内，诱发前列腺炎。所以，切记生活中尽可能地避免憋尿。

（4）心理减压：现今紧张快速的生活节奏，使人们的工作生活压力较大，长期处于高压状态及不良心理情绪如焦虑、烦躁等，都会降低人体的免疫力，从而造成血液中免疫球蛋白水平降低，所以在生活工作中，调整好情绪，减轻不必要的心理压力，建立积极的心态十分重要。

（5）慎房事：性生活过频、性交被迫中断、性生活过度节制，都会造成前列腺充血，增加前列腺炎发作的可能性。所以，要慎房事，合理安排性生活。

51. 简易腹部按摩法防治便秘

便秘是现代人的常见疾病，主要原因是由于肠道蠕动速度变慢，令大便滞留在体内时间过久，水分变少，进而排出困难。尤其是现代人饮食太过精细，活动量相对缺乏，更会影响肠胃功能，便秘就成了习惯。然而，很多人对便秘却是不以为然，认为只要吃点泻药就可以了。事实上，当便秘成了习惯，各类疾病就会接踵而来。

朱凌云推荐经常按摩腹部法能有效缓解便秘，具体方法如下：取坐位舒适体位，右手在上，左手在下，围绕脐周缓缓地推揉腹部，需要有一定的按压力度，先顺时针推揉 200～300 圈，再逆时针推揉 200～300 圈，如此为 1 组，每天至少 2～3 组。建议可以一边看电视一边做，以增加积极性。

西医学认为，按摩腹部能增加腹肌、肠平滑肌血流量，加大胃肠内壁肌肉张力，刺激直肠神经，增强大、小肠的蠕动功能，促进粪便的排出，从而预防和消除便秘。

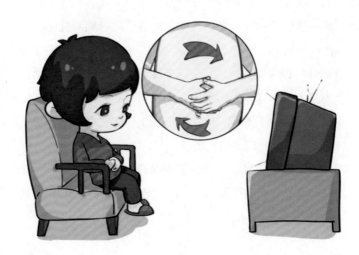

52. 足癣根治有妙招

足癣，又称脚气，临床表现为脚趾间水疱、脱皮或皮肤发白湿软，也可出现糜烂或皮肤增厚、粗糙、开裂，并可蔓延至足跖及边缘。足癣可以产生剧烈瘙痒，严重时产生疼痛，并可伴局部化脓、红肿、疼痛，腹股沟淋巴结肿大，甚至形成小腿丹毒及蜂窝组织炎等继发感染。有的患者不够重视，不仅难以治愈，而且容易交叉传染，并会继发其他部位的感染。

足癣是由致病性真菌引起的足部皮肤病，而真菌的滋生与湿度、温度两者尤其相关，比如夏季天热多汗，穿胶鞋、尼龙袜等，都会为喜爱潮湿、温暖环境的真菌提供滋生的条件。所以在冬季，足癣的病情可稍好转，仅表现为皮肤开裂。

足癣的常规用药是外涂咪康唑、酮康唑等抗真菌药物，但患者常常用药之后仍症状反复，难以根治。

朱凌云推荐以下方法，可以很大程度提高本病的治愈率。

（1）涂抗真菌药，每天2～3次；

（2）外涂药物要涂得薄，切莫急于求成、"热情过头"。

（3）治疗期间，尽量穿布鞋、棉袜，促进透气。

（4）症状明显好转后，再继续涂2～3个月。

（5）最后，把在此期间穿过的鞋子、袜子全部扔掉。

53. 总是口气重是什么原因

口气重或称"口臭"，是口腔有一股难闻的气味，其形成不仅影响正常的社会交往，而且会带来很多生活上的不便和尴尬，严重的甚至会造成心理问题。所以长期口气重，必须要引起重视。

朱凌云认为引起口气重的常见原因可有以下几个。

（1）胃火旺、胃热：这里说的"胃"不是具体的人体器官，而应理解为消化系统的整体，而口腔就是整个消化系统的开始。所谓的"火""热"，是在描述一种功能的亢进现象。口腔中的消化菌和消化酶，可使食物在咀嚼过程中被初步消化。这些辅助消化的菌和酶的功能特别亢进时，对口腔中的一切有机物质进行了深度消化，最终被消化过的物质接触空气后，很容易氧化变成腐败物质。

此外，胃火旺、胃热所对应的疾病主要是胃肠道疾病，如消化性溃疡、慢性胃炎、功能性消化不良等，多由于嗜烟酒、嗜食辛辣、过食肥腻或经常熬夜、疲劳过度等不健康的饮食生活习惯所致。临床除了口气重外，还可出现口渴、口苦、口干、口腔糜烂、牙龈肿痛、咽干、小便短赤、大便秘结等症状，平常喜食寒凉而恶温热，常常在吃了冰凉食品后有舒适感。

所以，对这种亢进的"火"或"热"，应给予中医养阴清热的药物，如连翘、沙参之类。当然，清热之剂皆为寒凉之品，切不可用过头，以免伤胃。日常饮食中宜清淡饮食，多吃易消化的食物，必要时寻医问诊。

（2）口腔疾病：口腔疾病可引发长期口气重，如龋齿、牙龈炎、牙周炎等。因为牙齿的病变，口腔内容易滋生细菌，尤其是厌氧菌，分解产生出硫化物，发

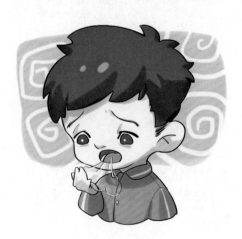

出腐败的味道，就会导致口气，这种情况仅凭刷牙是无法解决的。应及时就医，在正规医院进行专业诊治，去除病因。

总而言之，长期口气重主要由于饮食不节制或者口腔牙齿疾病等导致整个身体免疫功能失调，产生浊气，并在体内不断堆积，恶性循环，久治不愈。所以，在日常生活中，为了避免口臭的尴尬，我们要养成良好的生活饮食习惯，并注意口腔卫生。

54. 我的病到底听哪个医生的

去医院看病会发现，很多时候不同的医院对同一种疾病的治疗方案并不相同，甚至同一家医院不同的医生，说法也会不同。比如 CT 发现肺里有结节，有的医生建议必须马上开刀根除，以防后患，而同时另一家医院医生却认为可以随访；再比如说，刚查出得了恶性肿瘤，有的医生建议先化疗后开刀，有的却说最好先开刀后化疗，而且都有各自充足的道理。这让原本被病痛缠身的患者变成了"无头苍蝇"，压力倍增，疑惑重重，不知道该听哪边的。

这样的事情并不少见，也属于正常现象。在医疗法律法规的约束下，医疗行为一定要遵循相应的诊疗规范，所以医生绝不会在看病时不负责任的胡言乱语。但是不同的医院，甚至同院同科室不同的医生，对于诊疗同一疾病的思路、风格是不一样的。很多时候较为复杂的疾病，其治疗方案是没有"标准答案"的，因为每种方案都各有利弊，那么根据不同的权衡，治疗方案便会有所不同。

朱凌云建议：遇到疾病的治疗方案有争议，可以到多家医院求诊，特别是相对权威的医院。如果两家医院的医生说得基本一致，那么基本可以确定治疗方案了；但若两家医院医生对于诊疗方案有分歧，那么可以再找第三家权威医院，或者更多家医院。如此将几家的说法进行综合考虑判断，再结合自身情况，做出最后决定。

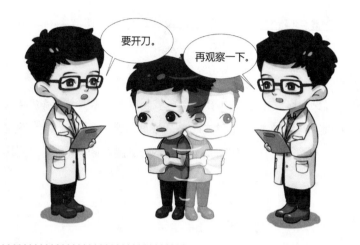

55. 痛风的饮食注意有哪些

好多人尿酸高，会出现关节疼痛、红肿、发热，形成痛风，中医称作"痹证"。有的患者会在半夜熟睡中疼醒，有患者描述疼痛发作时，感觉大脚趾被火烧一样。痛风最常发病的关节是大脚趾（第一跖骨），还可见于手部关节、膝盖等部位。痛风严重者，步行都十分困难。

造成痛风的根本原因是体内尿酸水平的升高，造成了尿酸盐在关节和肾脏部位的沉积。很多因素会导致体内尿酸水平升高，如高嘌呤饮食、过度嗜酒、肥胖、服用某些药物等。其中，饮食是引起尿酸高的主要因素。

朱凌云常对患者说：要想更好的防治痛风，控制好日常的饮食很重要，通过饮食的调理起到控制尿酸的作用。痛风的饮食注意可以有以下几方面。

（1）控制高嘌呤食物摄入：高嘌呤食物包括虾蟹海鲜、蘑菇、动物内脏、扁豆、菠菜等，还有肉汤、久煮的火锅汤底。这些高嘌呤的食物可直接致使血液中尿酸增高而诱发痛风。

（2）适当摄入碱性食物和低嘌呤食物：碱性食物和低嘌呤食物可以作为平常

的主要食物，包括各种蔬果，如白菜、黄瓜、茄子、西红柿、卷心菜、莲藕等，还有一些豆类食物等。同时应谨慎酸性食物的摄入。

（3）控制饮酒：对于尿酸高的患者来说，过度饮酒会造成病情的恶化。酒精（乙醇）会造成体内乳酸的堆积，而乳酸和尿酸在从肾脏排出时相互会有竞争，使尿酸排出减少，从而导致血尿酸的增高。所以，过量饮酒会给痛风患者带来很大的危害。

当然，除了上述饮食的控制，痛风患者还应该保持合理体重，多饮水，避免过度疲劳和精神紧张，慎用影响尿酸排泄的药物如某些利尿剂和小剂量阿司匹林等。

56. 慢性咽喉的常见原因有哪些

慢性咽喉是日常生活中常见的一种病症，可表现为咽痒、咽干，咽部异物感、烧灼感、黏着感等，有的甚至连吞口水也会感觉不舒服。有些人的咽喉不适呈阶段性，但也有些是长期反复存在。在许多人的观念里，咽喉不适只是慢性咽炎，吃点润喉片就可以了；也有的认为是"上火"，会自己泡些菊花、胖大海、板蓝根等"养生祛火茶"。但是，还是有一大部分患者试了各种方法后，症状仍然无法缓解，严重时甚至影响生活质量。

朱凌云认为：生活中引起咽喉不适的原因可以有很多，我们应该要结合具体的原因来进行正确的处理与应对。临床常见的情况有以下几种。

（1）慢性咽喉炎：慢性咽喉炎是咽喉黏膜的慢性炎症，多因急性咽炎反复发作或治疗不彻底，以及邻近器官病灶刺激，如鼻窦炎、扁桃体炎、气管炎等引起。此外，烟酒过度、粉尘及有害气体刺激也是常见病因。本病患者可有长期、反复咽喉不适感。由于咽部反复炎症刺激造成黏稠分泌物粘附，患者常会有清嗓子咳痰动作，若用力咳嗽或清嗓子可引起咽部黏膜出血，造成分泌物中带血，部分患者还伴有晨起刺激性咳嗽及恶心。慢性咽喉炎一般不用抗生素，症状较重时可在医生指导下口服一些清热解毒的中成药。大多数慢性咽喉炎与不良的生活习惯（如过度疲劳、睡眠时间少且不规律、烟酒过度、喜食辛辣刺激性食物等）以及工作环境（如接触高温、粉尘、有害刺激气体等）有关，因此做好预防比治疗更有意义。

（2）情绪不畅：有些咽喉不适的患者会描述，自己在咽口水时总觉得喉咙里有东西堵着，可是去医院却也查不出什么问题，此类患者常伴有焦虑、抑郁等不良情绪，或平素总是多思多虑、郁郁寡欢。这种情况，很可能就是中医所说的"梅核气"。古代医书中描述"梅核气"，是好像有一个杨梅的核在咽喉之间堵着，咽也咽不下去，吐也吐不出来，时发时止。中医认为"梅核气"的发病多与情志不畅有关，肝气郁结，肝失疏泄致气机紊乱而发为本病。所以，本病实则是一种患者自己的感觉，并没有真的什么物体堵在咽喉里。因此，科学地疏导心理压力，保持积极乐观的心理状态，是治疗本病的关键所在。

（3）胃食管反流病：如果咽喉不适感常常伴有嗳气、烧心、反酸、胸骨后疼痛等消化道症状，多要考虑胃食管反流病。此种不适部位多位于胸骨上窝，平卧位时加重，直立位时减轻，有时夜间会因咽部不适难以入睡。不健康的生活方式及饮食习惯是导致本病的主要原因。因此，告诫大家不可"大意失荆州"，必要的喉镜及胃镜检查切不可少。

（4）感冒后遗留的咽喉不适：日常生活中还有一种感冒后遗留的咽喉不适。患者感冒病情大体控制后，仍有一段时间反复的喉咙不舒服，特别是之前因病毒感染出现感冒症状者。这种情况，也许是感冒正处于恢复过程中，但也可能是感冒的病邪余毒未清。此时，应及时的调控和合理的休养。仍有感染者，积极控制感染，并鼓励多饮水、多休息、少用嗓、忌食辛辣刺激食物。同时，针对不同的咽喉不适问题，对症下药，做好合理的调控。

（5）甲状腺疾病：近年来，甲状腺疾病导致的咽部不适也越来越受到重视，以甲状腺腺瘤、囊肿为主；其次为甲状腺功能亢进或减退，除咽部症状外可伴性格改变、易怒、月经紊乱、心慌、失眠、多梦、突眼等，经过系统的专科治疗后咽部不适症状多能消除或缓解。

可引起慢性咽喉不适的疾病还有很多，大多数情况下不会有严重问题，不要过分担心，但也不能掉以轻心，对其听之任之，还是建议通过医学检查明确诊断，在医生的指导下定期随访检查，发现可能的变化及时处理。总之，既要重视以预防为主，建立良好的生活习惯，保持乐观情绪，同时又需要接受正确的医疗干预。

养生保健，科普漫谈

随着社会的发展和生活水平的不断提高，养生保健越来越受到广大百姓的追捧。大家都开始关心吃什么能够养生，怎么做能够延年益寿，对养生保健的兴趣和期望值与日俱增。然而，目前市面上养生保健的信息、产品层出不穷，五花八门，让人眼花缭乱，难辨真伪。因此，医学科普，尤其是中医药的科普就变得尤为重要。海派中医张氏内科的理论体系中，有着许多关于中医养生保健的精彩内容，非常值得我们挖掘和宣传。将这些重要内容化繁为简，变成通俗易懂的科普常识，为广大患者服务，是海派中医义不容辞的责任。

在临床工作中，朱凌云在海派中医张氏内科的学术背景下，经常会给患者进行关于养生保健的科普宣教，讲一些简单、实用的养生保健实践方法。平时利用闲暇参加电视、广播媒体的健康科普宣讲，都是为了让张氏的养生保健内容为更多患者和大众所熟知，并且得到很好的利用和传承。本章就是将朱凌云临诊及媒体科普的养生保健知识及实践方法做一个系统的整理和归纳。

用药常识

57. 冬虫夏草价格昂贵，到底有没有用

现如今，价格昂贵的冬虫夏草被誉为益肾补肺之佳品，对于治疗肾阳不足、肺虚咳嗽等证具有不错的疗效，且副作用较小，因而是较受欢迎的送礼佳品。

朱凌云认为：首先，冬虫夏草一定是有效之品，但适用于肺肾两虚者，特别是偏肾阳虚的人，所以它并不是人人皆可服用。其次，虽然冬虫夏草的效果明

显，但其实是需要一定治疗量的。在过去的中医处方中，冬虫夏草的剂量往往要达到 10～20 g，而由于目前价格过高，一般家庭很难达到这样的治疗剂量，所以还是应该量力而行，不必强求。更何况补益肺肾的中药，也并非只有冬虫夏草一味。如肺热可食用百合，肾阴亏损可以六味地黄丸、左归丸、枸杞等平价中药作为替代，同样能起到调补效果。

我们应该更关注冬虫夏草的药用价值，而不是因为价格高，就盲目认为其药效好到无可取代。这也是现今比较多见的养生误区，对个人来说，其实并非贵的就一定好，有时候几块钱的东西会比几百几千的更有效，关键看个人体质需求。另外，不要轻易听信各种"养生大师"的养生传说，不靠谱的养生信息不但让人多花冤枉钱，甚至还会对健康造成危害。

58. 同样的价钱，是吃 10 天野山参还是吃 1 年白参

人参历来被视为药中珍品，被誉为"百草之王"，药用价值很高。临床上用参的主要作用是补虚，以补气虚为主。而不同的参，其药用价值不同，适合的人群当然也不同。通常人参大致分为三种：红参、白参和西洋参（花旗参）。

朱凌云认为：红参偏温，白参基本属平性，而西洋参偏凉。所以，阳气不足者用红参；内热重、口干无力吃西洋参；无阴虚、阳虚，单纯气虚者可以吃白参。

同时朱凌云指出，野山参是中药里上好的补气之品。对于一些心血管疾病患者而言，野山参可以救急。但日常调补上，并不建议选用野山参，而建议用买野山参的价钱购买白参，吃 10 天野山参的价钱可以吃 1 年白参。进补本来就应该细水长流，这样一来，不但经济实惠，而且吃 1 年白参的补气效果是不输短期服用野山参的。

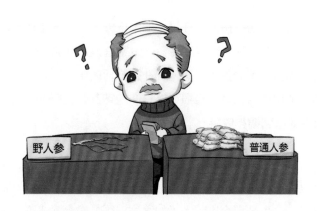

59. 三七粉到底好不好，有什么功效？怎么吃

近年来随着养生知识的不断普及，三七粉作为一款保健中药渐渐被大家熟知，并且炒得火热。中医认为，三七是活血化瘀的良药，近年来也被广泛用于心脑血管疾病的治疗，且见效不错，所以三七粉在中老年人群中逐渐流行起来。但是，所有中老年人吃三七粉都好吗？

朱凌云认为：三七粉具有活血化瘀的功效，可帮助改善人体内循环，因此适合心脑血管疾病和一部分肿瘤患者服用。此外，它还是一味容易见效且经济实惠的中药材，适合大众选用。

应该注意的是，三七粉的应用不能太过随意。

朱凌云提示：三七粉有两大副作用——上火、伤胃。

一方面，三七性属偏温，服后容易上火，出现口干、失眠、便秘、面部出疹等症状，特别对于体质偏热的人群，应当慎用。对于容易上火的人群，可以在三七粉中适当加入金银花等清热药物来平衡寒热。另一方面，三七是中医骨伤科疾病常用的药物，这类中药有个共同特点，就是容易伤胃，很大一部分人群常常服了三七粉出现胃不适，所以脾胃虚弱者要慎用。

朱凌云不建议空腹服用三七，最好是饭后服用。用法上，将一天的量分 3 次服，可在一定程度上减轻其副作用。

另外，活血化瘀药物会不同程度地耗伤元气，所以对于虚弱之人，不可大量久服三七粉，以免造成虚者更虚。

60. 中药进补须注意

在门诊很多患者会问："医生，我能不能吃人参？""能不能吃枫斗？""能不能吃鹿茸？"……把这些问题归纳起来，其实患者是想知道自己能不能吃补药。现如今随着生活条件的不断改善，大家是越来越关注养生之道，总觉得自己应该吃点什么补药来提高免疫力，生怕一不留神就会患上疾病。另有一些患病后体质虚弱者，常想通过进补的方式以恢复体力、增强体质。那么哪些人适合吃补药，哪些人不适合？吃补药时应该注意些什么？

朱凌云认为中药进补应该注意以下几点。

（1）虚者才补：《黄帝内经》有言："谨察阴阳所在而调之，以平为期""实则泻之，虚则补之。"这些一直是中医进补的根本原则，只有经医生辨证后，确有虚证，才能吃补药。即使是有疲劳乏力的症状，也未必一定是虚证，不能盲目进补。举个例子讲，有些患者主诉困倦乏力，无精打采，不欲进食，食而无味，从症状上看，一派虚的症状，但在诊舌脉时，见苔厚腻，脉弦滑有力，这是典型的湿浊内阻，属于中医实证，不但不能进补，反而应该用祛湿化浊的泻法。这种案例在临床比比皆是，绝不少见。

（2）辨证施补，因人而异：虚证可以包括气虚、血虚、阴虚、阳虚、精虚、津亏等，每一种虚证，都有针对性的补方补药，不对证，不但无效无益，有时反有副作用。中医对疾病的治疗必须讲究辨证施治，同样道理，使用补药也要辨证施"补"。也就是说，要根据人体阴阳气血、何脏何腑的亏虚，采用滋阴、温阳、益气、补血，或补脏腑的方法。根据具体情况进补，这样才能获得应有的效果。否则，不分青红皂白，盲目乱补，补不对证，阴虚者用温阳药，阳虚者用滋阴药，最终不但毫无功效，甚至适得其反。

（3）舌苔厚腻不宜进补：舌苔厚腻，即舌面上覆盖着一层厚腻浊物，一般提示有痰湿，或胃肠有食物积滞不化，表示脾胃的消化吸收功能障碍。补药大多比较滋腻，使用不妥容易造成气滞胃呆。因此，在服用补药时，首先要注意患者的脾胃运化功能。只有脾胃功能正常，补药才能被人体吸收，发挥它的补益作用。所以，一般来讲，舌苔厚腻者是不宜服用补药的。若身体明显虚弱必须进补时，可先服化湿、消导之药，待舌苔不腻，脾胃功能恢复正常后，方能进补。同时，在选用补药时，还需注意药物的配伍，以防出现气滞胃呆，影响消化。

朱凌云介绍，他的老师"国医大师"张镜人尤其重视脾胃功能，对于胃病患者，张镜人用补药是慎之又慎的，足以说明胃病患者用补药是有风险的，进补要以良好的脾胃功能作为基础。

（4）感冒初期慎补：感冒初期症状可有发热、怕冷、头痛、身痛、鼻塞、流涕等。对于这类外邪侵犯所致的外感疾病，传统中医强调，应该先用解表药祛邪。此时若误用补药，常会导致外邪不散，闭门留寇，加重病情。所以，在大多数情况下，感冒期间不适宜服用滋补性中药。从病势和药性角度看，解表药以祛邪为主，药性向外散以祛邪；而滋补药以扶正为主，药性向内填以补益，两者也是相反的。此外，滋补类药物常用的有人参、阿胶、黄芪等，感冒时，人体消化吸收功能也受影响，即便吃了补药，补益的效果也大打折扣，而且还增加了胃肠负担。

除了以上注意事项，还须知：其一，补药不能代替一日三餐。现代营养学证明，只有一日三餐饮食均衡，才能满足人体的营养需求。其二，补药也不能代替锻炼。有的体弱之人缺乏运动，胃肠消化功能差，代谢利用率低，吃了补药，也不能很好地消化吸收。所以在吃补药的同时，配合适当的体育锻炼，营养补剂才能更好地发挥作用。其三，补药并非越贵越好，还是要根据个人体质需要，对证的才是好药。最后要说的是，现如今的媒体广告中，关于各种补品的神奇、灵验包治百病功效的宣传，往往夸大其词。保健品不同于食品，也不同于药品，所以不可人云亦云，听之任之，一味地盲从。

61. 灵活多变的煎药方法

许多患者看完病到药房拿到一大袋的中草药，回家后就犯了难，不知道中药应该怎么煎，我们就来说一说。

首先，煎药的器具有什么要求？许多老人会说：煎中药一定要用砂锅。的确，砂锅是良好的煎药器具，也是从古代沿用至今的。其实，除了砂锅，搪瓷锅、不锈钢锅都可以用来煎煮中药。但需要注意的是，不要用铁锅、铜锅、铝锅等煎煮中药，以免影响药物的治疗效果。

中药有很多特殊的煎煮和服用方法

（1）先煎：将药物单独放入水中，先煎煮30分钟，甚至更久，然后再将其他药物放入锅中一起煎煮。需要先煎的药物主要是矿石、贝壳类药物，如生石膏、生牡蛎等。另外，有些药物有一定的毒性，先煎可以降低其毒副作用，如附子、乌头等。

（2）后下：在其他药物要出锅前3～5分钟内，将这类药物加入进行煎煮。很多芳香类的药物，如薄荷、砂仁等需要后下，煎得久了，药物中的挥发物质就挥发掉了，也就降低了药力；生大黄，在需要加强通便作用时也需后下。

（3）包煎：是将药物用纱布袋包裹起来，再放入锅中煎煮的方法。一些花粉、细小种子及细粉类药物，因其容易漂浮在水面，不利煎煮，所以应包煎，如蒲黄、滑石粉等；一些含淀粉、黏液质较多的药物，因其易粘锅糊化、焦化，应包煎，如车前子等；还有绒毛类药物也应包煎，不包的话很容易贴在锅壁上，时间稍长就会焦糊，难于滤净，混入药液还会刺激咽喉，如旋覆花等。

（4）另煎：有些药物需要单独煎煮，并且一般煎煮时间较长，如人参，特别是野山参等名贵的药物。另煎可充分煎出有效成分，避免浪费。

（5）烊化：就是将药物先加温使其融化，再加入煎煮好的药液中，或者直接加入刚刚煎好的药液中溶化后服用。一般来说，一些胶质药物需要烊化，如阿胶、龟板胶等。

（6）冲服：是将药物加入适量的水中混匀口服的方法。一般用于粉末状药物，如三七粉、川贝粉等。

常规的中药煎煮及服用方法：煎煮前先用冷水浸泡约1小时，水面超过药物约2厘米。头煎，水沸后再煎煮20～30分钟，倒出的药汁一般约200 ml（煎药者可自行总结加水量）；二煎，煎煮方法同头煎。两次煎煮出的药汁可混合，一分为二，分2次服用，早、晚各吃1次。

朱凌云提醒：煎煮倒出的药汁放置杯中后，有时候可能会分三层，上层较清，中下部可见到絮状厚稠沉淀物，下部有时有少量泥沙。上两层较清的和絮状厚稠沉淀物是药物的有效成分，此两层都须服下，而杯底如见薄薄一层细小泥沙，应弃。服药时间一般为餐后45分钟，三餐中选两餐后服。

除此之外，朱凌云在临床还会推荐患者几种其他的煎药方法。

（1）对于一帖方子中有先煎药材的，除了传统煎药方法，也可以将一帖药煎3次，一煎、二煎混合，一分为二，分2次服用，而三煎的药汁不喝，留下来去浸第二天的中药。

（2）有些患者嫌天天煎药麻烦，那么可以2帖药一起煎，分为4顿，当天服2顿，次日服2顿；同理3天的药可放一起同煎，分3天服。这种方法适合药味较少的中药方子。

（3）中药方中有某些副作用较大的药物，易引起患者不适，或患者属于敏感体质的，在确保辨证无误的情况下，可将一帖药分2天服用，根据情况甚至可以分3～4天，或更久。

62. 麝香保心丸不适合长期服用

麝香保心丸是心脏病患者家中的常备药品之一，主要成分有麝香、蟾酥、人参提取物、苏合香、牛黄、肉桂、冰片等。具有芳香温通，益气强心之功效。对于突发的胸闷、心慌、心绞痛有着很好的缓解作用，因而患有心血管疾病的患者，可将其随身携带，以备不时之需。

朱凌云提醒：正因为麝香保心丸的良好效果而使人们产生了一定的误区，将一时救急的保心丸当作长期的治疗用药，这样做是欠妥当的。

麝香保心丸中选用的中药大多芳香走窜，药效虽强，但持续时间较短，达不到长期治疗用药的效果。况且，该药长期使用后，会增加机体的耐药性，若遇到心脏病发作需要急救时，药效难免打折。此外，芳香辛温的药材也易耗伤人体的阴液，造成口干等阴虚证候。方中的冰片为寒凉之品，长期服用对于胃肠也有一定的损伤。

因此，麝香保心丸虽是好药，但要使用得法才能够发挥它的最大效用。

63. 石斛养胃吗

随着现代人的健康意识不断增强，越来越多的养生保健药品受到百姓的关注，其中也包括一些中草药。门诊时常常有胃病患者来问："朱医生，石斛是不是养胃的，我能不能吃？"

中医对于脾胃的认识，"胃为阳明燥土，故喜润恶燥；脾为太阴湿土，故喜燥恶湿"，简单地说，就是"胃"喜欢滋润，"脾"喜欢干燥。而石斛的性味偏凉，是一味具有养阴滋润功效的中药，所以这就可以解释所谓的"石斛养胃"之说了。

朱凌云认为：对于阴虚的胃病患者，常伴有口干、便秘、失眠、舌红苔少等病症，那么石斛确实有养胃的效用；但有的胃病患者属于脾胃寒凉或脾胃虚寒，常伴有腹痛肠鸣、大便稀溏、喜温恶寒，吃寒凉东西容易不舒服，那么，凉性的石斛就不适合了。此外，对于舌苔厚腻的患者一般提示湿气较重，应该祛湿。这样的情况吃滋阴的石斛是南辕北辙，与养生保健目的背道而驰，所以非常的不赞成！

朱凌云还提醒：养生保健是一个长期的过程，即使确认石斛适合自己的体质，也不可短时期内大剂量的服用，而应该适量频服，达到细水长流的状态，这样才是真正的养生！

药膳饮食

64. 慢性胃病患者的养生药膳

慢性胃病患者常常存在不同程度的消化不良，往往饮食一不注意就容易出现反复的胃痛、胃胀等症状。这样的情况总是困扰着他们对饮食的选择，严重影响了生活质量。那么，平日可以通过什么样的药膳来改善他们的消化功能呢？

朱凌云推荐的胃病患者养生药膳：用一半大米、一半糯米共合煮粥，可以长期喝，酌量替代三餐主食，比如晚餐吃半碗米饭，半碗该药膳粥。脾虚腹泻明显的，或长期大便偏稀的，可再加入健脾的山药、莲子肉等。

中医认为，大米、糯米都有补中益气，健脾养胃的作用；山药、莲子肉有补脾养胃，固肾益精等功效。糯米性微温，有养胃之功。但对于有些人来说，不易消化。

朱凌云认为：改变一下烹饪的方法，就可以驱弊就利。比如糯米做成粢饭吃下去容易引起不消化，而如果用它来煮粥，那么引起消化不良的风险就会小很多。对于部分吃糯米特别不消化的人来说，可以适度减少糯米的比例，改用3份大米，1份糯米来煮粥。

Tips

莲子更酥烂的煮法

一边洗莲子，一边烧水，水开后，放入洗净的莲子，这样可使莲子更为酥烂，口感更佳。

65. 芋艿有助散结节

近年来，随着医疗诊断技术的不断发展和体检的普及，一些结节性疾病，如甲状腺小结节、肺结节、乳腺结节等常被发现。患者总忧心忡忡地问医生：是不是需要开刀？会不会恶变？有一部分患者被医生告知，暂时不需治疗，继续随访。而患者又会迫切地想知道，平时有什么食疗药膳可以吃？

朱凌云在门诊时常推荐芋艿，认为它是可以辅助散结节的食疗药膳！

芋艿又名芋头、芋魁、毛芋，是大家平时的常用食材。中医认为，芋艿性辛、甘、平，辛则能散，甘则能补，使之具有健脾化痰，消瘰散结的功用。结节一类的疾病，中医认为多与痰瘀毒聚有关，除了药物的治疗，平素的食疗尤为重要。所以，芋艿在结节病的食疗中也能大放异彩，在食疗药膳中，它对于消散结节有一定预防和辅助治疗作用。此外，芋艿中的黏蛋白还能够提高人体的免疫力。

芋艿食用方法很多，煮、蒸、烤、烧、炒、烩均可。最常见的做法是把芋艿煮熟或蒸熟后蘸糖吃；芋艿烧肉或将芋艿切成丁块，与玉米缠在一起煮粥；排骨蒸芋艿、芋艿扣肉、香葱芋艿都是常见的家庭食疗小菜。同时要注意，芋艿虽然美味，但是典型的高淀粉食物，易引起胃胀不适，故每餐应适量食用。

芋艿

66. 痔疮的食疗药膳——柿子

痔疮，是肛门直肠下端和肛管皮下的静脉丛发生扩张所形成的一个或多个柔软的静脉团。作为临床上一种很常见的慢性疾病，民间有"十男九痔，十女十痔"之说，可见痔疮患者群体之庞大。本病患者常常痔核脱出，排便时疼痛，甚至出血，影响生活质量，大多数人在生活中或多或少被痔疮所困扰，苦不堪言。

当前痔疮的治疗方法可以分为保守治疗、门诊手术治疗和外科手术治疗。多数被发现患有低程度内痔的患者，会对内科保守治疗产生应答。保守治疗方案除了生活方式的改变（如养成排便习惯）和药物治疗（中药内服与外用、药液坐浴）外，也包括了饮食干预，那么对于痔疮患者有什么推荐的食疗药膳吗？

朱凌云推荐：柿子在痔疮的食疗中也有不俗的表现。

中医认为，柿子味涩，性寒，具有清热涩肠，软坚散结，凉血止血的功效，无论是鲜食柿子，或是将其加工成柿饼、柿干等都对于痔疮出血有着不错的疗效，是内、外痔疮患者的天然保健食品。需要注意的是，由于柿子性味偏寒，在食用柿子时应尽量避免与其他寒凉的食材、药物同服；胃寒的人群在食用柿子时更需要多加注意，以免引发胃肠不适。

同时，现代研究也提出，柿子与有些食物不能同时吃。柿子不能和酸性的水果同食，如橘子、柚子等，因为其中的酸性物质不容易被氧化和分解，大量的酸性物质残留体内，会导致严重的消化不良。不能与螃蟹同食，螃蟹与柿子同属寒性食物，一起吃大寒，肠胃不好的人群食用后会出现腹痛、腹泻，甚至造成中毒。不能与高蛋白食物同食，高蛋白食物包括虾、鱼、牛肉、牛奶等，蛋白质与柿子中大量鞣酸相结合会造成蛋白质的凝固沉淀，这种沉淀物不会被人体吸收，轻者会引起便秘，严重者会引发胃结石。不能与红薯同食，红薯是含淀粉较多的食物，食后会产生大量的胃酸，柿子中的鞣酸和果胶与胃酸相遇，会产生块状物留在胃中。不要和醋一起吃，包括醋类饮料，柿子中含有柿胶，这种胶类物质与醋中的醋酸结合，会产生块状物质，很快沉积在人体内形成结石，对健康不利。

此外，应避免空腹吃柿子，空腹时我们的胃酸会分泌增多，柿子含鞣酸和果胶，鞣酸与胃酸结合，产生不易消化的沉淀物质，这些物质累积到一定程度会形成结石，应当引起重视。

柿子

67. 秋天燥咳有什么食疗方法

金秋时节，空气干燥，临床上常会见到一些"感冒易好，咳嗽难治"的患者。

中医认为，燥为秋季的主气。秋季天气收敛，气候干燥，自然界失于水分滋润。燥气太过，伤人致病，则为燥邪。燥邪伤人，多自口鼻而入，首犯肺卫，发为外燥病证。初秋尚有夏末之余热，燥与热合，侵犯人体，发为"温燥"；深秋近冬之寒气与燥相合，侵袭人体，则发为"凉燥"。

燥邪的性质和致病特点主要有：

（1）燥性干涩，易伤津液：燥邪侵犯人体，最易损伤人体的津液，出现各种干燥、涩滞的症状，如口鼻干燥，咽干口渴，皮肤干涩，甚则皲裂，毛发不荣，小便短少，大便干结等。《黄帝内经》言："燥胜则干。"

（2）燥易伤肺：肺为娇脏，喜清润而恶燥。肺主气司呼吸，直接与自然界大气相通，燥邪多从口鼻而入，故最易损伤肺津，从而影响肺气之宣降，甚或燥伤肺络，出现干咳少痰，或痰黏难咯，或痰中带血，甚则喘息胸痛等。在人体经络中，肺与大肠相表里，肺津耗伤，大肠失润，传导失司，可见大便干涩不畅等症。

秋燥引起的咳嗽多见干咳不止，无痰或少痰，痰中带血丝，并伴有口唇干裂、咽痛喉痒、声音嘶哑等。针对此类燥咳，生活中最"唾手可得"的食物当属梨。中医亦认为，梨味甘、微酸，性凉，有润肺消痰，清热生津功效，对缓解燥咳有很好的作用。有人喜欢吃梨削掉梨皮、挖去梨核，其实梨皮、梨核同样有不俗的润肺止咳作用。

朱凌云推荐：将梨皮和梨核，煮水代茶饮，可加强滋阴润燥，养肺止咳的作用。因其煮成汤后，寒凉之性降低，润燥清火作用更佳。

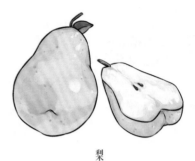

梨

当然，这是生活中的食疗药膳，若严重咳嗽或反复难愈的咳嗽，还是应该去正规医院明确诊断，以免耽误病情。

68. 薏苡仁祛湿的正确方法

"湿气"一词是来源于中医理论的概念。身体湿气过重，无法排出体外，会直接影响到健康。中医认为，湿气的形成与自然界的潮湿环境以及我们的饮食习惯相关。所以通过起居、饮食可以对湿气进行调节。在食疗方面，常有人说："吃薏苡仁祛湿。"这到底对不对？

朱凌云认为：生活在潮湿地区的人使用薏苡仁未尝不可，但首先要对自己的体质有所了解，多听医生的意见。薏苡仁是中医里比较有效的一味祛湿中药，也是医生治疗湿气时选用的主打药。中医认为，湿气来得慢，去得也慢。在临床上，湿阻患者看1年、2年是不稀奇的。对于因长期积累导致湿气的人群而言，可长期吃薏苡仁祛湿，而一般人群则应加以注意。

另外，朱凌云也提醒：若食用薏苡仁期间发生口渴，应立即停方，否则可能导致阴虚体质的出现。一旦吃成阴虚，一辈子调不过来的，大有人在。

Tips

薏苡仁，中医认为其功能清热利湿健脾，生薏苡仁性偏微寒，炒用后其祛湿作用略减，但可减轻对胃的刺激。故对于脾胃虚弱者、脾胃虚寒者，食用薏苡仁时，可将生薏苡仁与炒后的薏苡仁混合食用，以减轻对肠胃的损伤。

69. 扁平疣的食疗方法

扁平疣，就是我们俗称的瘊子，是由人类乳头瘤病毒感染引起的一种皮肤表面良性赘生物，可通过直接或间接接触传染。临床可见针头至绿豆大小的丘疹，数目较多，不痛不痒，多长在面部、头部或手背等处。疣的发生尚与机体免疫力的减退有关。西医多采用手术或者腐蚀性药物去除疣体，极容易留下瘢痕。中医认为疣病多由湿毒内蕴，阻于肌肤所致。

朱凌云推荐：薏苡仁是药食两用之品，其对扁平疣颇有疗效。

对于薏苡仁的功效，可归纳为健脾祛湿、舒筋除痹、清热排脓及解毒散结。其中化解湿热之邪，治疗风湿病，就经常要用到薏苡仁。随着对薏苡仁研究的不断深入，其解毒的功效开始被逐渐重视。由于薏苡仁可祛湿解毒，所以它对湿毒蕴藉肌肤所致的扁平疣，有一定治疗作用。《中草药学》明确指出，薏苡仁可以"主治皮肤疣及湿疹"。现代医学研究发现，薏苡仁中的薏苡仁酯和薏苡仁素是抗疣的主要成分。所以，将薏苡仁作为扁平疣的药食两用的辅助之品，确有实效。

朱凌云介绍具体用法：将 50 g 薏苡仁煎水，或是煮粥，每天服用。

扁平疣治疗的注意事项

（1）普及卫生宣传，养成良好的卫生习惯，避免使用患者使用过的物品用具，防止间接传染。

（2）在初发病时，疣体发展较快，疣体表面和正常皮肤可产生轻微的破损，这时病毒很容易接种到正常皮肤上而产生新的疣体。因此，搔抓不但不能减少扁平疣数量，还易使其病情更加严重，且极易传染给他人。

（3）已发生扁平疣者，不能搔抓，应及时到正规医院接受治疗，以免自身接种传播。

（4）《黄帝内经》曰："正气存内，邪不可干。"提高身体素质，增强抗病能力。

70. 消肿的药食同用小方子

水肿，我们并不陌生，最常见的是晨起脸肿，下午腿脚肿。引起水肿的机制很复杂，许多疾病都可引起水肿，而多数水肿往往找不出明显的原因。利水消肿的方法很多，那么中医有什么消肿作用的中药吗？下面推荐几种。

朱凌云临床常用三味消肿中药：玉米须、冬瓜皮、茯苓皮。

玉米和冬瓜是人们十分喜爱的食材，尤其在夏季，玉米须和冬瓜皮这些边角料恰恰就有着淡渗利湿，利尿消肿的作用。中医认为玉米须，性甘味平，能利水消肿泄热，治疗肾炎水肿。玉米须对人体有利尿作用，可以增加氯化物排出量，其利尿作用是肾外性的，所以对各种原因引起的水肿都有一定的疗效。冬瓜皮，性甘而微寒，功效利水消肿，清热解暑，可用于治水肿。相对于玉米须和冬瓜皮，茯苓皮在日常生活中"上镜率"似乎并不高，但茯苓皮也是淡渗消肿的好手。玉米须、冬瓜皮、茯苓皮无论是单味药煎水，亦或是三者合用煎水，都能够在炎热的夏季，祛除体内过多的湿气。

71. 便秘的食疗

很多人都有过便秘的经历，排便时间长或者排便困难，会让便秘的人苦不堪言，十分难受。便秘可并发许多肛肠病，如痔疮、肛裂、直肠脱垂和结肠憩室；长期便秘还可诱发肿瘤，特别是消化道肿瘤；对于高血压、冠心病等心血管疾病患者，严重便秘时肛门怒挣可使血压急剧上升，造成中风，甚至猝死。

很大一部分便秘者平日喜吃低渣精细的食物，少数患者图方便省事，饮食简单，缺粗纤维，使粪便体积缩小，黏滞度增加，在肠内运动减慢，水分过度吸收而致便秘。所以，这类人群可通过调整饮食习惯，增加粗纤维食物的摄入，改善便秘情况。

朱凌云常推荐一款食疗方：将适量的黄瓜、芹菜、蜂蜜、香蕉一起混合，榨汁喝。非器质性的长期便秘，建议长期食用，对改善便秘有不错的食疗效果。

72. "锅巴"能开胃助消化

过去煮米饭都是大锅在柴火上煮，饭做好了，锅底会形成一层黑黄的锅巴。

后来有了电饭锅，锅巴就很难看到了，有时在锅底形成一层又干又硬，略带黄色的东西，就是锅巴，又叫饭滞。

锅巴闻起来有一股焦糊味，但一旦用水煮过后，就会变得焦香十足，这种焦香味可以提振食欲。自古以来民间都有用锅巴入药的传统。中医学认为，锅巴有健脾养胃，消食导滞，收剑止泻的功效。

朱凌云认为：平时饮食生活中，可以和一些健脾消食药物搭配或直接用锅巴煮粥喝，有助调节消化功能，改善没胃口、消化不良、腹胀、腹闷等不适。锅巴是百姓家庭的寻常之物，也是食疗药膳的佳品。

73. 对胃肠刺激相对较少的水果

所有事物都是相对而言，太过或不及都会产生问题，饮食亦是如此。太酸、太甜、太苦、太咸、太辣都对人有害无益，尤其胃肠功能不好的人，在饮食上尤需注意。水果为生冷之品，食用不当会引起胃肠不适，但其营养丰富，故而可以选择对胃肠刺激相对较少、性味相对平和的水果。

朱凌云常推荐的如苹果、猕猴桃等。但需指出，水果为生冷之物，肠胃功能差、胃寒、食冷即感胃不适的人应慎食、少食、慢食、挑食。

（1）少食：总量吃得少。

（2）慢食：建议将水果切成小块，慢慢吃，延长食用时间。

（3）挑食：吃下去舒服的即为可食之品。

74. 日常饮食中，哪些是寒凉的，哪些是温热的

近年来各类媒体的中医养生节目处处可见，掀起一片养生热潮，食疗保健受到了更多的关注。在中医看来，"寒者热之，热者寒之"是最基本的治疗原则。人的体质分寒热，病证分寒热，中药也有寒热属性。从中医食疗保健的角度而言，寒热同样存在于日常的饮食中，我们吃的食物都有寒热之分。对于热证患者，需要通过吃寒性食物来平衡寒热；同样，对于寒证患者，则要吃点热性食物。那么，到底哪些食物是热性的，哪些食物是寒性的？

朱凌云大体总结：蔬菜中，除了香菜、韭菜等，大部分的绿叶菜都是属凉性的，如芹菜、马兰头、黄瓜等；而大部分非绿色蔬菜，如黄芽菜、卷心菜则非寒凉之性。河鲜海鲜中，贝壳类的大多是属于寒凉的，虾是偏温的，而大多数鱼是相对平性的。

75. 红薯是好东西，容易引起胃胀，怎么吃更合理

红薯，又称地瓜。富含多种对人体有益的营养成分，如 β 胡萝卜素、维生素 C 和叶酸，这些也是饮食中最具有抗癌作用的营养物质。红薯含有大量不易被消化酶破坏的纤维素和果胶，能刺激消化液分泌及肠胃蠕动，从而起到通便和预防结直肠癌的作用。此外，红薯还有助于预防心血管疾病、抗脂质氧化、预防动脉粥样硬化、抗糖尿病以及减肥瘦身等作用。

红薯的营养价值一直被人们广为流传，大家都知道吃红薯好，但很多人在食用红薯后往往会出现胃胀气、嗳气、排气等不消化的情况。这是因为红薯中有一种氧化酶，它会在胃肠道中产生二氧化碳，从而导致胃胀的发生。那么，除了控制红薯的进食量，在蒸煮红薯时需要注意些什么呢？

朱凌云常常分享的经验：

（1）"即烧即食"，食用红薯建议烧熟后马上吃，因为高温可以将氧化酶破坏，从而减少胃胀的发生。

（2）避免二次加热，红薯放凉了，或者隔夜后第二天再加热食用也是不被提倡的，二次加热的红薯较加热前更易引发胃胀，而且二次加热还会进一步破坏红薯中的营养成分。

此外，在食用红薯时，稍食咸菜、萝卜等也能够减少胃肠胀气的发生。

需要注意的是，红薯糖分较高，吃了容易反酸；肠道消化吸收功能差的人，多余的糖分停留在肠道里发酵，会使腹部产生不适感。患有胃溃疡、慢性胃炎以及胃动力不好的人要少吃，以免使病情加重。

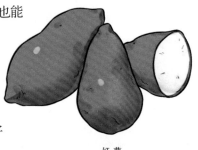

红薯

76. 夏季吃西瓜须注意

西瓜是夏季很好的防暑果品，夏令最畅销的水果之一。中医认为西瓜有清热解暑，除烦止渴，利尿等功效，是水果中的"白虎汤"。西瓜中含有丰富的维生素等营养物质，它所含的糖和盐能利尿并消除肾脏炎症；其中蛋白酶能把不溶性蛋白质转化为可溶的蛋白质，增加肾炎患者的营养；它还具有降低血压的作用；吃西瓜后尿量会明显增加，可以减少胆色素的含量，并可使大便通畅，对治疗黄疸有一定的功效。

Tips

白 虎 汤

白虎汤是经典中药处方，源于东汉张仲景所著的《伤寒论》，该方功效清热生津，主治气分热盛证，证见壮热面赤，烦渴引饮，汗出恶热，脉洪大有力。白虎汤是大寒之剂，退热的经典方剂，因为其退热之快，犹如秋临大地，暑热之气迅速退去。

众人皆知，西瓜属于大寒之物，很多胃病患者会问他们能不能吃西瓜？

在门诊时，患者每每问及此处，朱凌云都会回忆起他的老师"国医大师"张镜人对吃西瓜的告诫：吃西瓜要七八月份（盛夏）才能吃，不能吃冰西瓜，注意适量，不能多食，吃西瓜要吐渣。

张镜人行医非常重视人体的脾胃功能，西瓜对胃肠道是有一定刺激的，他对于吃西瓜的准许条件是相当严格的。

西瓜属寒凉食物、生冷之品，易伤脾胃，所以体质虚弱、脾胃虚寒的人应慎食，否则过食易导致腹胀、腹泻、食欲下降等消化不良的症状。西瓜含糖量高，所以糖尿病患者不宜食用；心衰或肾炎患者亦不宜多食，以免加重心脏和肾脏的负担，使病情加重；西瓜甜度高，易引起胃食管反流病患者反酸、烧心等症状；胃溃疡患者很多属于脾胃虚寒，吃性寒的西瓜也会加重病情。

对一个普通健康人来说，夏天吃西瓜是不错的选择，但是也只能适量吃，不能多吃，而且要慢慢吃。

西瓜

77. 怎么喝酒不伤身

自古以来，我国一直有着悠久的酒文化历史。在古代，喝酒就是宴请宾客与友人相聚的必不可少的环节。而在当代，无论是朋友聚会还是工作应酬，餐桌上总是离不开酒。另外，酒精具有麻痹神经的作用，所以很多人都把喝酒当成是一种解忧方式，正所谓"何以解忧？唯有杜康"。

在很多养生人士看来，喝酒是他们忌讳的，但也有些人以喝酒作为保健的方式，他们认为酒不但具有杀菌的功效，适当的饮酒也有很多好处，包括增强心脏功能、消除疲劳、缓解神经肌肉紧张、缓解情绪等，甚至有报道说，适度饮酒有强身健体，提高身体免疫力，减少疾病，延年益寿的积极作用。适度饮酒或许对身体有一定益处。但生活中，仍有些人一味追求自身的满足感，嗜酒贪杯，那么就会给身体带来"灾难性"的伤害了。

酒精对人的损害，首先是中枢神经系统。它使神经系统从兴奋到高度的抑制，严重地破坏神经系统的正常功能。长期大量饮酒，还会危及生殖细胞，导致后代智力低下，且常饮酒的人喉癌及消化道癌发病率明显增加。

此外，酒伤肝这点是毋庸置疑的，因为在喝酒的时候，作为身体最大的解毒器官，肝脏得负责分解酒精，但是一旦饮酒过量，就会给肝脏带来很大的负担，久而久之，会损害肝脏，慢性酒精中毒则可导致酒精性肝硬化等严重后果。

朱凌云常作比喻，把肝脏比作公路，酒精比作车，正常的肝如果原本是五车道，那么过量或过快饮酒会造成车道堵塞或破坏车道，变成两车道，大大损伤了肝脏的正常功能。

那么，一些喜爱喝酒的人常会问："到底能不能喝酒？"

朱凌云的回答是肯定的，但是有两个重要前提：第一，喝酒不能过量。第二，喝酒不能太快。很多人在酒桌上喝酒，兴致来了就是一杯接着一杯，很快就能喝空几瓶，这样无疑是自毁身体的。当控制好了饮酒量和速度，使肝脏一直保持在可承受的范围内，那么肝脏的五车道就不容易堵塞了。朱凌云一般会建议，应该尽量减少在外聚餐时喝酒的次数，因为在场面上饮酒量和速度常难以控制。同时，他提出可以在家里"咪一点小老酒"，品种上还是主张度数低的酒品为宜。这样，既过了酒瘾，又不至于太伤身体。

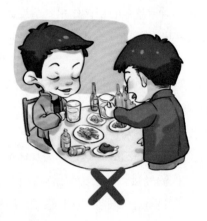

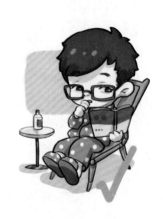

Tips

酒的代谢过程

　　酒的主要成分是酒精，即乙醇，喝酒后酒精会通过消化道进入血液，大部分通过肝脏进行代谢，也有少量通过呼吸和尿液排出。人体中有两种重要的酶参与乙醇的代谢，第一种酶是乙醇脱氢酶，进入血液的乙醇首先在它的催化下，代谢为乙醛；在第二种酶，即乙醛脱氢酶的作用下，从乙醛变为乙酸，最后乙酸氧化为二氧化碳和水排出体外。简而言之，代谢的过程：乙醇（酒精）→乙醛→乙酸→二氧化碳＋水。

控制饮酒速度，不超过肝的负荷能力

　　肝脏分解酒精的速度是每小时约 10 ml，酒中所含的纯酒精（乙醇）的量，可通过酒瓶标签上标示的度数计算。如酒精度数为 12% 的 250 ml 酒，

250 ml×12%=30 ml，那么酒精的量就是 30 ml。如果一个人花 3 小时喝完，那么平均每小时摄入的酒精量是 10 ml，刚刚符合肝脏的处理速度。按这一速度喝，能最大程度降低酒精对肝脏的负担。

78. 牛奶是吸收好，又价廉物美的补钙佳品

钙是人体内重要的元素，随着年龄增长，新陈代谢逐渐减慢，到了 40～50 岁以后，钙在骨骼中的含量明显下降，最终导致我们常说的骨质疏松。女性骨质疏松早于男性，尤其是妇女绝经后，雌激素下降，造成骨量流失加速。所以，补钙宜早不宜晚，尤其女性应该更注重补钙。

生活中很多人都会通过钙片、保健品来防治骨质疏松，而忽视了牛奶才是吸收更好，又价廉物美的补钙佳品。牛奶中含有丰富的活性钙，易被人体消化吸收，是日常膳食中钙的重要来源。据一些综合研究结果显示，增加摄入牛奶及其制品可促进成人骨密度增加，从而可以有效地防治骨质疏松。

在门诊很多因骨质疏松引起全身疼痛的患者，朱凌云常建议喝牛奶，每天 2 杯，甚至 3 杯，并且推荐喝保质期越短越好的新鲜牛奶。

对于一些乳糖不耐受者，可选择酸奶或低乳糖奶产品，如低乳糖牛奶、酸奶、奶酪等。除此之外，就是少量多次饮用，逐步增量，可与其他谷物食物同食，建议不要空腹喝。空腹时牛奶在胃肠道通过的时间短，其中的乳糖不能很好地被小肠吸收而较快进入大肠，可加重乳糖不耐受症状。所以，一般情况下，可每次喝 1/3 杯（约 50 ml）牛奶，并与谷物搭配，可大大减轻肠鸣和腹泻的症状。对于确认牛奶蛋白过敏的人，应避免食用牛奶。

乳糖不耐受

据研究统计，我国有大约85%的人有不同程度的乳糖不耐受。这些人喝了牛奶便会出现肠鸣、腹胀、腹泻等症，罪魁祸首便是乳糖酶缺乏。我们摄入的乳糖，需要经过乳糖酶分解成单糖后才能被吸收。当摄入含乳糖较高的牛奶、母乳等后，乳糖不能被分解吸收，从而引发腹泻等消化道症状，也被称为乳糖不耐受。

79. 枸杞子泡茶改善视疲劳

随着时代的进步，人们的工作生活越来越离不开电子产品，无线设备占据了碎片化时间，"屏奴"们几乎遍布于饭桌、马路、地铁、公交车以及厕所等各个地方，而职场人的办公电脑、随身带的笔记本，更是让屏幕环绕四周，长时间看电脑、手机，对眼睛的影响是非常明显的，这也导致近几年视疲劳的发生率居高不下，甚至出现低龄化的趋势。现在很多年轻人开始出现眼干涩、视力下降、视线模糊不清等情况。那么有什么简单方便的茶饮，可以帮助改善视疲劳呢？

枸杞子味甘性平，平补肝肾，有着很好的明目功效。因此，中医常用它来治疗肝肾亏虚目眩引起的视物昏花、目昏多泪等症状。现代医学研究显示，人体的视网膜光感受器是由视黄醇和视蛋白所构成，枸杞中所含丰富的 β 胡萝卜素可在人体内转化成维生素 A，而维生素 A 可生成视黄醇，从而提高视力。此外，枸杞子在一定程度上可预防近视眼、消除眼疲劳，还可以防治青光眼、白内障、干眼症等。因此，枸杞子特别适合老年人及用眼过度者食用。目前市场上的枸杞子有红枸杞与黑枸杞之分，黑枸杞功效类似红枸杞，还含有丰富的天然原花青素，除了明目外，还具有抗氧化、抗衰老作用。

朱凌云推荐：每天用红枸杞 5～10 g、黑枸杞 5 g 泡水喝，可有助于改善视物模糊、眼干涩等视疲劳症状。

同时朱凌云提醒：红枸杞泡的水有一定的甜度，有胃食管反流病的患者饮用可能会诱发反酸、烧心等不适症状。建议这部分患者在喝的时候再加适量的水冲淡，这样可以降低发生反流症状的风险。

方便有效的中药小方子

80. 海派中医张氏内科治疗发热的绝招在生活中的运用

张氏内科以擅治伤寒热病著称，也就是外感发热疾病，祖上有很多关于"一帖药"治愈伤寒疾病的传奇故事，这些当然不是子虚乌有。历经了几代人的努力，张氏对于伤寒热病用药特色可谓独树一帜，形成诊疗体系，临证效如桴鼓。

朱凌云作为张氏内科第13代传人，在笔者临床跟师抄方时，数次见证他用一帖中药治好了西药几天无法压下的高烧，并且不反复、无副作用，且药方都为不到10味中药的小方子，便宜、有效，又好用。听朱凌云讲，现在他所用的这些热病方药配伍，是前辈总结提炼后最终形成，传用至今的。

生活中感冒发烧是常有的事，特别是在天气转凉或免疫力减弱的时候。去医院看病太麻烦，自己吃感冒药又效果不明显。中医有什么好方法吗？

对于感冒初起的发热不退，朱凌云有这样一个小方子可以推荐：葱豉汤，即以豆豉、葱白合用。该方出自晋代《肘后备急方》，也是张氏内科治疗热病常用的方子，本方着重发汗解表，主治感冒初起之头痛身热。具体用法如下。

成人：豆豉9g、葱白20根一起煮水喝，一天2～3次，根据发热情况可增加服药次数。咽痛不明显的患者可加生姜2～3片，效果更佳。

儿童：豆豉 3～5 g、葱白 5 根、生姜 2 片一起隔水蒸，饮其水。若咽痛或咽部明显红肿，去生姜。

81. 海派中医张氏内科的养胃药膳小方子

现代人生活条件越来越好，同时生活节奏也不断变快，"人们的肚子越来越胀了"，三餐不定时、饮食不节制、工作生活上的各种压力都让我们的胃不堪重负，慢性胃病的患者与日俱增，他们也逐渐成了医院消化科患者人群中的"半壁江山"。都说慢性胃病主要靠养，大家也都知道，要养成一个规律的作息，让胃按时"上、下班"。除了规律的作息，对于有慢性胃病的人群，平时吃什么养胃也十分重要。

对于经常餐后容易饱胀的慢性胃病患者，朱凌云推荐一个海派中医张氏内科常用的药膳：先将山药 9 g、六曲 6 g、谷芽 6 g、甘草 3 g、白芍 6 g 煎水，煮开十几分钟后，将药渣去除，再加入大米、糯米一同煮粥。

本方出自张氏内科第 12 代传人、"国医大师"张镜人，其中有健脾之用的山药，是张镜人在治疗胃病时所用频率颇高的药物，并且在方子中常常也是"打头阵"的；而谷芽这味中药主要是养胃和胃的，在张镜人治疗所有疾病时，几乎每张方子都能见到，可谓"出镜率"相当的高。可以看出，张镜人对于人体脾胃功能的固护是相当重视的。中医认为，脾胃五行属土，属于中焦，共同承担着化生气血的重任，所以说脾胃同为"气血生化之源"，人体的气血主要由脾胃将食物转化而来。气血可以相当于现代所说的能量，人在出生、成长、衰老的生命过程中都需要能量的支持，这些能量都是要通过饮食获得，而饮食必须要由脾胃共同工作，才能正常地转化为人体所需的能量。所以说脾胃又是人的"后天之本"，是人生存的根本。本方中另有白芍、甘草即芍药甘草汤，源于东汉张仲景的《伤寒论》，具柔肝缓急止痛之功。张镜人认为，一般胃病患者，多有不同程度的情绪不畅，故用此二药调和肝脾，再用六曲以消食健胃。诸药相合，共凑药效。平时煎汤代水煮粥喝，长期服用可以养胃健脾，能够很大程度地改善消化功能。

82. 治疗药物性肝损的中药小方子

现在有许多人一生病，就喜欢到药店去买药吃，希望可以尽快治疗与恢复。另有的人长期大把大把地吃各种保健品。殊不知，药物吃多了，会对肝脏造成损伤。久而久之，这种损伤可能直接导致药物性肝损伤，多数患者可无明显症状，仅有血清中，谷丙转氨酶、谷草转氨酶、谷氨酰转肽酶或碱性磷酸酶等肝脏生化指标不同程度的升高，部分患者可有乏力、食欲减退、厌油、肝区胀痛及上腹不适等消化道症状。若继续疏忽大意，不加以干预，严重者可致急性肝衰竭，甚至死亡。临床上这样的病患越来越多，需要引起我们的关注和重视。

Tips

（1）谷丙转氨酶（ALT），可存在于各种细胞中，主要在肝细胞。正常时，只要少量释放入血中，血清中其酶的活性即可明显升高。在各种病毒性肝炎的急性期、药物中毒性肝细胞坏死时，ALT大量释放入血中，因此它是诊断病毒性肝炎、中毒性肝炎的重要指标。ALT是急性肝细胞损害的敏感标志。

（2）谷草转氨酶（AST），主要分布在心肌，其次是肝脏、骨骼肌和肾脏等组织中。正常时血清中的AST含量较低，但相应细胞受损时，细胞膜通透性增加，胞浆内的AST释放入血，故其血清浓度可升高。当AST明显升高，AST/ALT的比值大于1时，提示有肝实质的广泛损害，预后不良。此外，临床还常将AST作为心肌梗死和心肌炎的辅助检查。

（3）谷氨酰转肽酶（GGT），存在于肾、胰、肝、脾、肠、脑、肺、骨骼肌和心肌等组织中，肾内最多，其次为胰和肝，在肝内主要存在于肝细胞浆和肝内胆管上皮中。正常人血清中GGT主要来自肝脏。此酶在急性肝炎、慢性活动性肝炎及肝硬化失代偿时仅轻、中度升高。但当发生阻塞性黄疸时，此酶因排泄障碍而逆流入血；当发生原发性肝癌时，此酶在肝内合成亢进，均可引起血中 GGT 显著升高，甚至达正常的 10 倍以上。

（4）碱性磷酸酶（ALP），广泛分布于人体肝脏、骨骼、小肠、肾等组织器官中。由于血清中大部分 ALP 来源于肝脏和骨骼，因此常作为肝脏疾病的检查指标之一。ALP 主要用于阻塞性黄疸、原发性肝癌、继发性肝癌、胆汁淤积性肝炎等肝损的检查。患这些疾病时，肝细胞过度制造 ALP，经淋巴道和肝窦进入血液，同时由于肝内胆道胆汁排泄障碍，反流入血而引起血清 ALP 明显升高。

药物性肝损是在药物使用的过程中，因药物本身或者其代谢产物对肝脏产生的损伤，即为药物性肝损伤，亦称药物性肝病，临床上可表现为各种急、慢性肝病。轻度的药物性肝损往往能够自愈，但有时也需要一些治疗措施。发现药物性肝损，立即停用导致药物性肝损或有可能引起本病的药物，这是最重要的治疗。同时，适当休息，营养支持，可暂时予高蛋白、高糖低脂饮食、补充维生素。中医中药的食疗小方在治疗轻度药物性肝损上有着十分不错的效果。

朱凌云临床常用一个小方子来治疗轻度药物性肝损，确有疗效：绿豆 100 g、生甘草 100 g，分 14 帖，每天 1 帖，煎服。

绿豆、生甘草是在日常生活中较为容易获得的食、药材，中医认为两者都有清热解毒的作用，古籍中就有绿豆、生甘草能够解诸石药毒的记载。在这个食疗治疗药物性肝损的小方中，将绿豆、生甘草两者各取 100 g，分为 14 份，每天取1 份用水煎服，能够很好地起到解毒、护肝、养肝的作用。但方中绿豆性味偏于寒凉，因而平时脾胃虚寒易于胃痛、腹泻的患者可以适量减少方中绿豆的用量，以防止胃痛、腹泻等不良反应的发生。

Tips

预防药物性肝损的注意事项

（1）正确选择各种药物，要严格掌握治疗的适应证和禁忌证，严格按照剂量和疗程服用，慎用有肝毒性的药物。

（2）肝功能不全患者用药应使用对肝脏影响小或者经肾脏排泄的药物，在必要的时候建议更换其他的药品。

（3）联合用药时，药物种类不宜过多，避免因药物之间的相互作用加重肝毒性。

（4）大多药物经肝脏代谢，服药时忌饮酒，酒精也会加重药物的肝毒性。

（5）长期服伤肝药物者应注意观察是否出现不良反应，定期检查肝功能，出现异常立即停药，及时咨询医生更换药品，并配合保肝药物的治疗。

（6）是药三分毒，平时应尽量精简自己的口服药物，在医生的指导下，选择必须要吃的药物，比如高血压、糖尿病的维持药物。

（7）避免长期地、大量地、盲目地吃各种营养保健品。

83. 排毒养颜的小方子

很多长期便秘者，尤其是爱美女性，喜欢服用通便瘦身、排毒养颜作用的各种清肠茶等含有泻药成分的产品，并对其功效深信不疑。这些产品偶尔服用可能对身体并无太大影响，还能促进肠道蠕动。

朱凌云提醒：通便药物危害大，长期服用泻药易产生依赖性，甚至导致结肠黑变病，对身体造成伤害，要慎用。

女性由于生理构造和阴血损耗，容易造成排便不畅，这样的人还常伴有面色淡白或发黄、乏力等表现。中医针对这类问题，遵循"增水行舟"的原则，因此要从补血下手，补气血才是养颜关键。

朱凌云推荐：以大枣 3 颗、当归 3 g、生黄芪 6 g，煎汤代茶饮，有助于益气养血。热性体质人群可加入 3～6 朵菊花和金银花若干。若服用一段时间后出现肚子胀气、胃口差，说明补气过剩，不宜再喝。

Tips

增水行舟

由于阴液濡润不够，阳气推导欠佳，更容易为便秘所苦。治疗血虚肠燥便秘要用润通的方法，就是用能养血生津的中药帮助通便，中医也有个形象的比喻叫"增水行舟"。顾名思义，河中有水，船就能浮起来，动起来。

84. 治疗吃生冷后拉肚子的小方子

生活中，常有的人过食寒凉之物或着凉后出现胃痛、肠鸣、腹泻等症状，这类患者常喜温喜按，得温后症状可缓解。中医认为，此为脾胃虚寒之证。

朱凌云提醒：温度低的食物（包括冷饮、凉拌菜等）、多种水果都属于生冷的饮食。脾胃虚寒的患者，过食这些东西易致胃寒，损伤肠胃，影响消化功能，出现胃痛、腹泻等症状。

脾胃虚寒之人应尽量避免生冷之食，即使要吃，也应十分小心。

朱凌云常举例说：常感胃寒的人，在食用水果之前，可以先吃一些暖胃的食物，比如热粥、面条等，以中和水果的寒凉之性。

针对脾胃虚寒引起胃痛、肠鸣、腹泻等胃寒症状的患者，朱凌云推荐，以莲子30g、片姜黄3～5g、红枣10颗（拍碎）三味药煮水20分钟后服用，有助于缓解胃寒的症状，服用一段时间，症状缓解后即可停服。

Tips

脾胃虚寒

脾胃虚寒是指脾胃阳气虚衰，阴寒内盛所表现的证候。多因饮食失调、过食生冷、劳倦过度，或久病，或忧思伤脾等所致纳呆腹胀，脘腹痛而喜温喜按，口淡不渴，四肢不温，大便稀溏，小便清长，妇女白带清稀而多，舌淡胖嫩，舌苔白润，脉沉迟等。胃阳虚证常因天气变冷、受凉、进食冷品而引发胃脘冷痛不适，其痛隐隐，绵绵不休，喜温喜按，空腹痛甚，得食则缓，劳累或食冷或受凉后疼痛发作或加重，泛吐清水，食少，神疲乏力，手足不温，大便溏薄，舌淡苔白，脉虚弱等。

85. 改善阴虚的小方子

现如今养生已成为潮流，大家常常关注自己的体质究竟是阳虚，还是阴虚。简单来说，阳虚就是身体里的"火"少了，因而会出现一系列诸如怕冷、易腹泻等症状；而阴虚就是身体里的"水"少了，经常口干、手足心热、大便干结、心烦、睡眠差等都可能是阴虚的表现。

那阴虚平时该吃些什么呢？大家十分熟悉的石斛，就是一味针对阴虚体质十分对证的食补药材，平时将石斛泡水喝能够起到很好的养阴生津的作用。

朱凌云也推荐：将6～9g南沙参、3～6g麦冬煎水代茶饮。如果有出现易于疲劳、心慌的情况，则可以西洋参3g、五味子3g、麦冬6g泡水喝。

但提醒大家的是，无论是石斛泡茶，南沙参、麦冬煎水代茶饮，还是西洋参、五味子、麦冬泡水，都不建议"一口闷"，而是多次少量服用。这是因为养阴药都是偏寒凉之品，长期一次性大量服用可能会损伤人体的脾胃功能，反而得不偿失。

86. 治疗胃胀、胃痛的小方子

吃惯了精米精面，各种各样的粗粮、豆类又成了餐桌上的宠儿，大家都觉得吃粗粮、豆类能够更好地补充B族维生素和植物蛋白。适量地食用一些粗粮固然是对健康有益的，但长期大量的食用粗粮、豆类可能也会存在一些问题。

粗粮中黑米、血糯米等不容易消化，而豆类在消化的过程中又较易产气，这就使得长期食用粗粮和豆类的人易出现胃痛、胀气等消化不良的症状。因此，大家在食用粗粮、豆类时要量力而行。

针对胃胀、胃痛，有消化不良情况的人群，朱凌云推荐：将山药9g、陈皮3g、六曲6g煮水代茶饮。其中山药用以补肠胃，陈皮通气，六曲助消化，能够共同减轻、消除食积所引起的胃胀、胃痛。

87. 治疗顽固性咳喘疾病的小方子

对于顽固性咳喘疾病，比如慢性支气管炎，或是哮喘，大家或许都不禁会想到一个词，"冬病夏治"，如我们熟悉的三伏天穴位敷贴，就是治疗这些顽固性咳喘疾病的一个十分有效的"冬病夏治"方法。中医认为，顽固性的咳喘大多与肺气虚有关。因此，在伏天里通过穴位敷贴的方式，来补肺散寒，能够很好地缓解咳喘在冬季及来年的发作。

朱凌云也推荐一张小处方来治疗顽固性咳喘疾病：将一对蛤蚧，去除头和爪，一两白参打粉，每次用温水送服药粉 1～2 g，每天 2 次，可以起到补肺气，定喘咳的作用。如果是治疗小儿哮喘，可以将服药的剂量调整为成人的 1/4～1/3。

88. 治疗空腹胃痛，食后缓解的食疗小方子

空腹痛，即餐前一饿就胃痛，进食后症状可有不同程度缓解，此类情况多提示胃或十二指肠黏膜破损、糜烂，甚至溃疡。在胃病患者中并不少见，患者症状反复，因为此类痛感多为隐痛，故患者不愿就医，常常隐忍度日，影响了生活质量。那么，有什么平时的食疗药膳吗？

朱凌云推荐一个中药小方子的食疗药膳，即中药 2 味：凤凰衣 6～9 g、木蝴蝶 6～9 g，煮粥喝。在沪上某档知名电视节目中，朱凌云曾将此粥取名为"凤凰蝴蝶粥"。

凤凰衣为雉科动物家鸡的蛋壳内膜。性温,味甘,入肺经。功效养阴,清肺。主治久咳,咽痛失音,瘰疬结核,溃疡不敛。木蝴蝶是紫葳科植物木蝴蝶的干燥成熟种子,性寒,味苦,归肺、肝经。功用润肺,舒肝,和胃,生肌。主治咳嗽,喉痹,音哑,肝胃气痛,疮口不敛。

在临床诊疗空腹痛患者时,朱凌云选用凤凰衣、木蝴蝶这一药对频率颇高,经询问得知其溯源流长,体现海派中医的传承与发展。

经查证海派中医的代表人物之一,当代名医章次公最早使用凤凰衣、木蝴蝶配伍治疗溃疡病。章氏治疗溃疡病恒以"护膜医疡"为基本治则,促使局部病灶的修复。他认为,木蝴蝶润肺疏肝,和胃生肌;凤凰衣养阴清肺,开音,愈溃疡。二药轻淡,以膜入膜,疏肝不伤阴,养阴不郁滞,相辅相成,共奏疏肝养肺和胃之功。

"国医大师"张镜人也喜用该药对治疗慢性胃炎、胃十二指肠溃疡。认为凤凰衣有养阴清肺之功,除善治久咳、咽痛失音外,还可用于溃疡不敛。玉蝴蝶功擅润肺,疏肝,和胃,生肌,除治咳嗽、音哑外,善治肝胃气痛,疮口不敛,还有补虚、宽中、促进食欲之功。两药同用,起协同作用。

现代药理研究表明,凤凰衣为一种良好的天然生物性敷料,能为创面提供一层新的保护膜和屏障,使创面暂时封闭,减少水分蒸发及污染和感染的机会,使自然愈合过程不受干扰,愈合后创面光滑平整,减少瘢痕形成。因此,凤凰衣外敷对角膜溃疡及鼻黏膜溃疡、陈旧性肉芽创、骨折"迟缓愈合"均有效。从现代医学的角度看,凤凰衣、木蝴蝶与西药铝碳酸镁片有相似的作用。

对于消化道黏膜的破损,挖掘中药宝库中的"护膜高手",即凤凰衣、木蝴蝶,为中医治疗脾胃病拓宽了新思路。从清代医家使用凤凰散治疮疡开始,到章次公使用凤凰衣配伍木蝴蝶治疗胃溃疡,张镜人将其用于慢性胃炎、十二指肠球部溃疡,再到朱凌云用于空腹痛之胃病,这些应用凤凰衣、木蝴蝶治疗疾病的过程可谓是中医继承与创新的鲜明例证。

89. 治疗痛风的小方子

随着现代生活水平的快速提高,饮食结构与生活习惯的不断改变,我们身边患高尿酸血症、痛风的人也越来越多了。高尿酸血症是痛风发生的基础,而痛风一旦发作起来，让患者苦不堪言，痛得冷汗直流，甚至也会让人痛不欲生，影响生活质量。长期尿酸升高，也会导致痛风、肾脏损害等并发症，严重危害健康。

朱凌云推荐一张针对高尿酸血症、痛风的小方子：取土茯苓 9 g、丝瓜络 3 g、虎杖 6 g，洗净浸泡 30 分钟后煎汤，过滤药渣后取水服用。本方适用于痛风急性发作期和缓解期，可一定程度地降低血尿酸，减少痛风发作。

土茯苓有解毒除湿，通利关节的功效。据相关文献报道，土茯苓有降低尿酸的作用，且土茯苓提取物还具有一定的抗炎镇痛作用，对痛风性关节炎有较好的疗效。丝瓜络是植物丝瓜成熟、自然风干所得，属于蔬菜级别的天然植物，有通经活络，解毒消肿的功效。现代研究显示，丝瓜络可降低血清醛固酮水平，使尿量增多，促进尿酸排出，具有利尿消肿和祛痛风的功效。虎杖也是临床常用治疗痛风的中草药，具有活血定痛，清热利湿，解毒的功效。现代药理研究显示，虎杖中的大黄素、白藜芦醇具有明显的降尿酸、抗炎的作用。

90. 治疗长期痰多的小方子

很多中老年人，虽然并没有严重的肺病，也没感冒，但是总是喉咙里痰多，特别是慢性支气管炎或长期吸烟的人，每天早上起来，先要吐出大量痰才舒服，而且痰为白色，质地偏稀或黏。这样的情况大部分不是细菌感染引起的，所以抗生素基本无效。很多患者会选择一些清肺类的中成药，但效果仍然不令人满意。因为清肺类中成药的主要成分多是清热解毒的寒凉药，把这些寒凉的药物用在此类白稀痰或白黏痰的治疗上，肯定是无效的。这些清热解毒药物用久了，克伐人体阳气，反而会引起诸多的副作用。

朱凌云推荐一张治疗长期痰多的茶饮小方子：取老陈皮6～9g，单独煮水代茶，可与茶叶共饮；亦可适量再加川贝，以加强化痰作用。

陈皮几乎是老百姓最熟悉的一味中药，其功效理气健脾，燥湿化痰。对于长时间咳嗽，伴随着吐白痰的情况，老陈皮这种中药就有很好的疗效。早在李时珍的《本草纲目》中记载该药"苦能泻能燥，辛能散，温能和"。可见陈皮性微温，故不适合吐黄痰的热咳患者。咳嗽、气喘时带有黄白色痰，多属热咳，这时吃陈皮不仅不起作用，反而会使病情加重。同时陈皮略偏燥，所以也不太适合体质阴虚的人服食，尤其是失眠多梦、咽喉干涩的患者。

海派中医张氏内科介绍

海派中医溯源

"海派"一词是上海现代城市精神的代名词,《现代汉语词典》定义"海派":"泛指上海的风格和特色,如海派电影、海派建筑、海派绘画、海派音乐、海派饮食、海派小说、海派京剧、海派服饰、海派习俗等。""海派"包含两层含义:一是地域概念,特指上海地区;二是蕴涵着像大海样广阔博大,海纳百川,开放包容,兼收并蓄,变化创新的精神内质和风格特色。

"海派文化"是近代上海在特殊的政治、经济、文化、历史大背景下,逐步形成的一种特定的地域文化现象,是植根于中华传统文化,融汇古代吴越文化等中国其他地域文化精华,并吸纳消化一些外来的文化因素,从而创立的富有自己独特个性的地域文化。1840年鸦片战争后,上海即开辟为对外开放的五口通商口岸之一。那时的上海,五方杂处,华夷混居,西洋文化迅速进入。于是,东西、古今、各地的多元文化在同一块土壤里生存、交流、碰撞,开始发生了扬弃,孕育着创新,逐渐形成了近代上海特有的文化现象,即"海派文化"。可见,"海派文化"既保留了传统特色,又有着极大包容性和创新意识,具有开放性、多元性、包容性、创新性、扬弃性等基本特点。

"海派中医"是具有海派文化特征的上海中医药。作为海派文化的重要组成部分,海派中医以上海本土以及来自全国各地的名医群体、流派群体为代表,在传统与创新、包容与竞争、中医与西医的碰撞、抗争、交融中发展形成的上海地域性中医医学派别。同时,上海地处吴越交汇之处,移民以江、浙为主,因此海派文化天然承载了吴越文化的精髓,流派特色深受周边较为成熟的吴门医派、钱塘医派、孟河医派、新安医学等地域性医派的影响。正是在这样的城市环境和文化土壤催化下,孕育和造就了海派中医,并迅速形成了自身的鲜明特点。从1843年上海被迫开埠,至1949年新中国成立,海派中医在特殊的历史条件下,以其开放性、兼容性及创新性的鲜明特征,曾一度引领中医学术的发展,成为当时全国中医药界最繁荣、最活跃、最有创造力的部分,在近代中医学史上独树一帜。

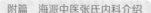

"海派中医流派"是指在上海近现代开放、发展过程中起源或发展、成熟于上海地区，具有某种特定医学风格，或以某一诊疗技术、特色技法的传承发扬而构成的医疗活动或医学现象。各流派都具有独特的学术思想或学术主张，有独到的临床技艺和诊疗特色，有较为清晰的学术源流、传承脉络和一定的历史影响及公认度。近代上海是个移民城市，浸润着海派文化的土壤，吸引了一大批名医名师，汇聚上海行医发展。那个时候，八仙桥一带是海派中医聚集之地，有石筱山（石氏伤科）、张骧云（张氏内科）、陆瘦燕（陆氏针灸）、严苍山（丁氏内科）、韩哲仙（丁氏内科）、杨永璇（杨氏针灸）等海派名医，在金陵中路靠近嵩山路黄陂路这一段，针灸、内科、伤科医师众多，几乎是隔几个门面就挂着一块中医招牌。由国内各地来到上海的中医各种医派、流派和学派，不仅继续保持着自己的特点，而且在相互学习、相互借鉴中促进了各个流派的不断发展。20世纪三四十年代，海派中医鼎盛时期，上海各种中医流派达50余家，至今业界流传的伤科八大家、妇科八大家、陆氏针灸、顾氏外科等都是在那时发展起来的。海派中医流派包容了各家的学术传承，有着不同的学术见解，学术争鸣活跃。流派医家各逞家技，在与疾病作斗争的过程中展现各自的本领，一方面积累实践经验，彰显各自特色；另一方面在已形成的流派交汇的基础上，又不断地创新开拓，从而不断推动海派中医的发展。

海派中医张氏内科流派

张氏内科，作为扎根上海的中医世家，是上海地区最著名的中医流派之一，其创始于明末崇祯十六年（1643），绵延14代，代系相传，未有断隔，至今已经走过了近400年历史。张氏内科的创始人张元鼎，字君调，据张氏家谱记载，自南宋时起，张氏家族即居住于上海龙华，至张君调已传宗14代。张元鼎年轻时聪颖好学，遍读经史百家，并喜好医书典籍。中年时的张元鼎因族中多人先后因病逝去，受到很大打击，遂弃仕从医，开启了张氏医学之先河，成为张氏内科流派的第1代始祖。他行道于乡，以"不为良相，愿为良医"为家训，规定张氏每代有长子者必须承袭祖业，承传家学。此后张氏聚族蕃衍，家族初步形成了以医为业，世代相传的传承格局，医学成为其传家业术，张氏内科流派逐渐形成。张氏自创派后，张氏医家悬壶济世，逐渐确立了张氏医学的医风医德、学术思想和行医规范，在清代末年已成为上海地区极负盛名的医家流派。

Tips

张元鼎在地方志上未见收录，但在《龙华张氏宗谱》中记载颇详"张元鼎，字君调，性聪颖，好学知礼，淹贯经史百家，而嗜医籍。年十三遭曾祖妣蔡太孺人之丧。翌年，大父侍林公复见背。阅三年为天启乙丑，祖妣陈太孺人又相继弃世。公父敬甫……致疾濒危，诸医束手。公亲侍汤药，衣带不解者经月。益钻研《灵》《素》，处方配剂，果渐获瘥。及崇祯二年己巳，公年二十一，遭妣何太孺人之丧，哀毁逾恒"。

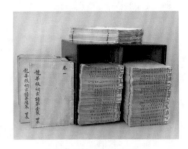

《龙华张氏宗谱》

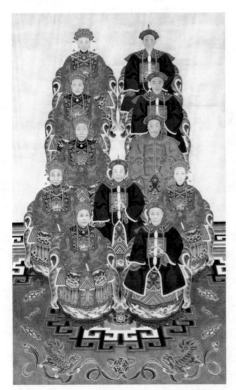

张元鼎之子芳孙继承家业，为张氏医家第2代，芳孙之子式球为第3代。此二人的医术均传自张元鼎。第4代张镐，为元鼎曾孙，亦承家学。第5代张瞻源，学医除承袭家传外，还随外祖父夏东升游。可见，张氏医学的形成不但有家传，同时也博采众长。至此，张氏家族初步形成了以医为业，世代相传的传承体系，可看作是张氏内科的奠基阶段。

至第6代张克振，张氏内科声名日显，已经成为上海地区极负盛名的医学

张氏五世同福祖宗像，上下依次排列为张氏医学传人第6代张克振、第7代张文澜、第8代张玉书、第9代张晓云、第10代张玉孙及他们的夫人

流派，张克振子张文澜，孙张玉书、张麟禧等俱为医名。张氏医家擅长治疗伤寒热病而享名。从张氏第 6 代到第 8 代，历经几代人的努力，张氏诊治伤寒热病的学术思想逐渐完善，学术体系达到成熟阶段。尤其是第 8 代张玉书取明清温病诸家之说，结合沪地热病发病特点，熔伤寒与温病学说于一炉，立热病当"表透为先""祛邪为第一要务"等治疗原则，辨证运用葱豉、栀豉、黑膏等方加减，创"救苦玉雪丹"开泄疏托、清热开闭，屡起沉疴，挽救热病重症无数。至此，张氏内科的流派代表人物为地方百姓和官府所肯定，《上海县志》收录了第 6 至第 8 代张氏医家名传。

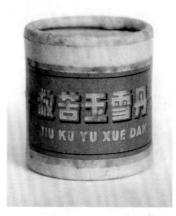

张氏内科研制的治疗热病危重急症制剂"救苦玉雪丹"

清代末年至民国时期，是上海龙华张氏内科流派发展的鼎盛阶段，第 9 代起到第 11 代，家族行医者日众，业医者有近 20 人之多，其第 9 代传人晓云、竹云、蔚云、骧云兄弟四人脱颖而出，其皆为张玉书之子，尽得祖上真传，皆为当时沪上名医，又各有所长。如晓云精于诊治伤寒时证，蔚云则善于调理内伤，其中，最为显赫的张骧云，也就是当时沪上家喻户晓的"张聋彭"。

Tips

"张聋彭"的称呼是怎样产生的呢？那是由于这位名医早年为一个"烂喉痧（相当于猩红热）"患者出诊，检查那人喉咙时，突然喷出的污物全吐在他脸上；他没计较，只随手揩了一下，不料回家后便感到浑身难受，听力很快下降，要靠自制的"喇叭筒"助听应诊，因而得了别名"张聋彭"（上海方言把有较严重听力障碍者称为"聋彭"）。日子一久，"张聋彭"被叫得妇孺皆知，他本来的名字反而被遗忘了。

张骧云从晓云、蔚云学医，兼学伯、叔两人之长，尽得家传。他初在其兄晓云诊所助诊，之后自设诊所于上海四马路（今福州路）浙江路口的浙江里开业。

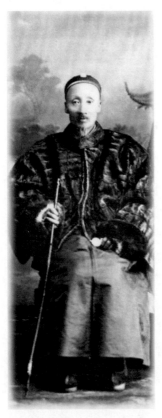

张骧云（1855—1925）为张氏内科杰出代表

起初业务清淡，其间经慈善团体的陈竹萍介绍，兼任难民栖留所普育堂的医生，接触劳苦大众，使他深刻体会到贫病交迫的苦楚。稍有医名时，家中遭受火灾，乃迁至上海泥城桥西首平桥里（今北京西路）居住，并开设诊所。

张骧云以善治伤寒时证而著名于世，远近闻名。"得了伤寒病，去看张聋䃜"这句话在民国时期的上海人中间流传极广。在沪上也有着"张家一帖药"之誉的美誉，可见其名声之隆。张骧云医技高超，遇到危重患者，善于采取果断措施，救人于垂危。他一生勤勤恳恳，乐于为劳动人民服务，在群众中有较高的声誉，在医界亦有相当的威望，是民国初期申城的中医名家。虽然张骧云诊所的户外并不挂招牌，也从不在报上登载广告，但市民识其门者甚众，求诊者摩肩接踵，络绎不绝。张家门前常常求诊者如云，挂号的人常常五更就开始排队。当时，不知道张骧云的诊所住址没有关系的，只要说去看张聋䃜，三轮车夫就把你送到诊所。张骧云的诊所与同时代的青浦名医陈莲舫寓所相近，两人相交笃深。陈莲舫曾5次奉召进宫为慈禧、光绪治病，进京前都与张骧云等海上名医商讨治病方案。现上海中医药大学医史博物馆还收藏有张骧云赠送给陈莲舫的祝寿礼物"瓷台屏"。

Tips

张骧云医术扬名江南还有一个"黄马夹"的小故事。当年，在张家位于上海北京西路温州路的寓所，由于闻名而来的患者每天都排长龙队才能轮到，于是出现了一些以帮忙排队"卖位置"的假患者。为了让先来的患者能得到及时医治，张家只好统一发给排在前几位的患者黄色马夹以示证明。

张氏第 10 代业医者达到 7 人，且多有知名者，如张汝南、张汝炳、张汝本等均在地方志中有所记载。第 11 代家族有 10 人从医，其中蔚孙、益君、骧孙、龙孙、志雄、志英等均有较高名望。这一代人的特点是受到中西医汇通的影响，开始接受西医学知识。同时，其中不少人被送进医校接受系统的医学培养，如张志英、张志雄等均曾入私立上海中医学院就读。张氏第 11 代、12 代医家由于业医者较多，故在民国时期上海老城区、城外乃至租界，均有家族开设的诊所，影响甚彰。

Tips

民国《上海县志》载："汝南，字衡山，叔世镳，既以医名于时。汝南能世其业，治疾有奇验，慷慨任侠。贫者踵门告贷，恒斥资不责偿，邑中目为善士。天性纯孝，母徐病剧，尝刲臂侍奉，病日以瘳。邑人奇其行，上陈当道，以孝子请旌。光绪二十年，得旨报可，学使龙湛霖，奖给'采兰艺黍'额。卒，祀孝弟祠。"

新中国成立后张氏族人纷纷响应时代召唤，先后加入人民卫生队伍，张氏后辈放弃私人诊所，进入公立医院、市卫生行政部门、中医学院以及部队等不同的工作岗位，继续为中医事业奋发努力，张氏内科进入新的发展阶段。此阶段，张氏传人在继承整理张氏医学流派特色方面做了不少工作，撰写了一系列论述论著，全面总结展示了张氏内科风貌，将流派推向了又一个高峰。

第 12 代子嗣是张氏世家学医人数最多的一代，达 19 人之多（其中 3 人为西医）。当中，张镜人医名尤著，系全国著名中医理论家、中医临床家、上海市第一人民医院终身教授，享受国务院特殊津贴，上海市首届名中医，全国首届老中医药专家学术经验继承工作指导老师，全国首届"国医大师"，曾获首届上海市医学荣誉奖等殊荣。张镜人是当代张氏内科的杰出代表，悬壶 60 余春秋，擅长内科疾病的中医药诊治，尤精于热病和脾胃病。曾任上海市第一人民医院中医科主任，上海市卫生局中医科副科长、中医处副处长、副局长。曾兼任中国中医药学会副会长、中国中医药学会内科学会副主任委员、中国中医药学会名誉顾问、上海市科技协会常务委员、上海中医药学会理事长、上海市卫生局顾问、上海中医药大学专家委员会名誉顾问等学术职务，以及上海市政协第五届委员、第六届常委，全国政协第七届、第八届委员，中国民主同盟中央委员会委员，民盟上海市副主任委员等职。

在学术上，张镜人不但继承了张氏内科擅治伤寒热病的经验，而且根据疾病谱的变化，更注重内科杂病的研究。在治内伤杂病方面，颇受李东垣、朱丹溪的影响，尤崇张景岳学说，主张读古人书应善于师法而不拘方，变化在我，贵在讲求实效。对外感热病、慢性胃炎、肾功能不全、病毒性心肌炎、系统性红斑狼疮等内科疾病的辨证论治均独具匠心，每获桴鼓之应。积极开展中医临床研究，他与上海医疗器械研究所共同研制的中医脉象仪，堪称当今中医界一大奇迹。他采用益肾健脾，清热化湿泄浊法治疗慢性肾功能不全，曾获上海市中西医结合科研成果二等奖。20世纪70年代首创"调气活血法"治疗萎缩性胃炎，打破了"胃黏膜腺体萎缩不可逆转"的观点，为中医药治疗萎缩性胃炎及防治胃癌开创了新思路。张镜人潜心钻研医术，造诣深邃，研制中药制剂10余种，愈人无数，并多次应邀海外讲学或会诊，长期参与中央领导的保健工作，并获中央保健委员会奖状。他勤于笔耕，发表论文100余篇，主编、参编专著近20余部，先后获国家科技进步三等奖、国家中医药管理局科技进步甲级奖等在内的各级科研奖励10余项。

除了在医学事业上取得的成绩令人瞩目，张镜人更对新中国成立后上海中医事业的发展贡献了自己毕生的心血。曾促成上海第一个公费医疗中医门诊部的建立，参与筹备成立了上海市卫生工作者协会、上海市中医学会和上海中医学院等组织或机构。主抓中医工作，数十年如一日，为新中国成立后上海市中医政策的制定、各级中医机构的建立和建设、中医人才的培养以及中西医结合工作等方面都做出了巨大的贡献，为新中国成立后上海市中医事业的发展"立下了开创奠基之功"。香港《文汇报》1992年专题介绍张镜人，冠以"沪上中医第一人，堪称上海现代中医业奠基人"的美誉。不仅如此，张镜人为人谦恭和善，乃儒雅之士，有大家风范，深得同道赞仰。

张氏第12代另一位代表人物，即是张伯讷，张骧云之曾孙。其天资聪慧，自幼从父亲张骧孙习岐黄之术，弱冠之年已独立应诊。1955年放弃私人诊所，先后进入上海市第十一人民医院、上海中医学院工作。历任或兼任曙光医院中医内科研究室主任，上海中医学院伤寒温病教研室主任、中医基础理论教研室主任、基础医学部副主任，上海中医学院副院长、专家委员会副主任，卫生部药品评审委员会委员，上海市卫生局药品评审委员会副主任委员，中华全国中医学会理事，中华全国中医学会上海分会理事兼内科委员会副主任委员，《中国中医药年鉴》主编等职。1978年以来先后培养博士、硕士研究生30余名。长期从事中医临床及教育事业，在临床、教学、科研等方面做出较大的贡献。他领衔主编的全国第一本《中医学基础》教材，成为中医学基础学科的鼻祖。他创制的"二仙汤"曾获得国家中医药管理局科技进步一等奖，该方对更年期综合征疗效确切，收入全国统编教材《方剂学》，成为当代创制而收编入教材的第一方。在他的带领下，二仙汤系列实验研究带动了上海中医药大学中医基础理论重点学科的建设，催生了国家中医药管理局三级实验室"细胞与分子生物学实验室"，使上海中医药大学中医基础理论重点学科一直位于全国的领先行列，1993年，张伯讷被聘为国家中医药管理局中医基础理论重点学科带头人。此外，他还曾出访日本担任中医讲学工作1年，获地方政府感谢状。在中医教育方面，张伯讷穷其心智，悉心指导，授道解惑，提携后学，获得了"上海市高校优秀教师"的光荣称号。

时代变化，从12代开始，张氏内科打破家族藩篱，众多家族外医者得以进入门下，自第13代开始，张氏内科进入了新的发展阶段。由于受到了社会大环境等多种因素影响，张氏家族中从医者人数明显减少。第13代只有4人学医，第14代中仅有2名继续从事中医工作。虽然家族中业医者式微，但张氏内科打破了"非家族不传"的祖训，通过学院教育结合跟师带徒、名中医学术经验继承班等多渠道，培养出了众多家族外的弟子及门人。

张氏内科流派有着辉煌学术成就和社会声誉，作为道地的沪上本土中医流派，张氏流派至今已有14代，其间有7代11人因德术双馨而载入清末民初的《上海县志》等史册，历代传人中名家辈出。张氏门人目前遍及上海市各大医院、医学院乃至全国、海外，其中不少已经成长为行业或部门的骨干、领军人才，他们不断传承和发展着张氏流派的学术思想和临床诊疗经验，将张氏内科发扬光大，造福百姓。就如张镜人"醉花阴"中所说："愿效李时珍，泽惠神州，亿万人增寿！"

海派中医张氏内科医德医风

张氏内科历史悠远，传承从未间断，发展脉络清晰，学术体系完整，是沪上颇具影响的本土流派之一。其长盛不衰、流水不断的原因，除了精湛之医术，救治患者无数外，更为重要的是张氏医家所体现出的仁慈恻隐之心。他们的高尚医德医风为沪上百姓所称道，口碑遍传民间。

医乃仁术，张氏历代医家都恪守孙思邈《大医精诚》的训诫，忠于职业操守，以挽救病患为己任，而鞠躬尽瘁。《上海县志》中载录了张氏第6代传人张克振、第8代传人张玉书、第9代传人张骧云、第10代传人张衡山等先贤的高尚医德医风。

Tips

《上海县志》记载，张克振"年六十余，犹徒步临诊，风雨无间，诊费计酬，贫病转给以药，时称长者"。张麟祥"治病日不给，深夜露行，食宿无定。遇贫病，私以银币置床间……尝语子弟云：病者得资心宽，投药易愈"。张骧云"诊者恒肩摩无隙地，取值甚微。病者依次坐，不设拔号特诊之例，然见急病亟趋前先诊，一洗时医陋习。贫者不特却其酬，且转给以药；资富者延诊，酬金或从丰，则色不豫，顾寓沪名公巨卿，耳其名，多乐就之"。

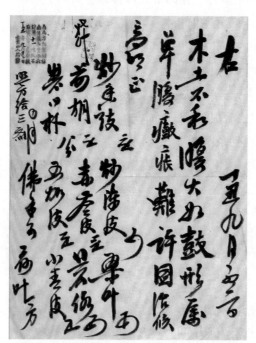

张氏处方签免费印章标记，提示该处方免费取药

"医以救人，非以营业，医无贫富，唯以实心求之"是张骧云的为医之道，其救死扶伤，不计诊费，高风亮节，淡泊名利。在其诊室就诊，不论贫富贵贱，张骧云都一视同仁，依次就诊。即使名绅巨商，也绝不特殊照顾，没有"拔号"（即付出双倍诊金提前看病）。其言这是"富者得而贫者失，我不为也"。对重病患者，张骧云则主动优先为之诊治。对穷苦患者，从不鄙视，不论诊金多寡有无，一样悉心诊视，并常免收医金或解囊相助，资其药费。

张骧云还有着一些不为高官厚禄所诱、不畏强权的故事。清末光绪帝病重，时任苏州抚台陆元鼎称誉张骧云为"江南第一名医"，极力举荐入朝，再三以重金相聘，但他皆以母老体弱为由固辞不往。清末著名的洋务派代表人物盛宣怀因张骧云治愈其伤寒重症，以10万两银聘其出任华东医学院院长，亦遭回绝。清光绪三十五年（1908），被称为"地皮大王"的英籍犹太富商哈同，在涌泉浜（近南京西路）一带以竹篱圈地，欲建造私人花园，强购民地数百亩，其中也包括张骧云的祖坟地，骧云坚决不售，与其抗争10余年，最终获胜。当时"张聋瞽斗哈同"在沪上传为了佳话。

张氏医家优良的医德医风，世代相传。第11代传人张龙孙，悉心治愈了山东海泽地区患者的肾病综合征，家属在《菏泽工人报》上以"文明行医的楷模——张龙孙"为标题给予表扬，称张龙孙为患者的再生父母。第11代传人张骧孙经常在其处方的左上角盖上免费给药的红色印章以资助贫患，继承了扶贫给药的传统。

笔者师从张氏第13代传人朱凌云近10年，跟诊时朱凌云常常会讲述他的老师，"国医大师"张镜人的医德风采。

曾有这样一个场面，在上海市政府为特约医学专家举行的慰问晚宴上，当门口的接待同志说："张老来了。"全场数百位上海的中西医专家，不约而同地站立鼓掌迎接老先生，这是医学界同行们发自内心地对老先生的尊敬，也可以看作是一名医师的最高荣誉，因为他得到的是上海医学界的公认。

张镜人是上海市解放后中医事业发展的见证人和领路人，思想觉悟高，青年时就放弃丰厚的私人诊所收入，加入公家单位工作，为上海的中医事业做出了杰出的贡献。他曾是上海市分管中医的卫生局副局长，不管是在领导岗位，还是退休后的古稀之年，他都坚持在临床一线，求医的人络绎不绝。张镜人通常是下午门诊提前一小时上班上岗，却很少能准时下班，常常连续门诊至天黑，甚至到晚上九点多。

张镜人诊疗认真负责，每张处方，每味药物，每一个剂量均仔细揣摩，哪怕患者再多，在他的病历中不会见到"上方加××药物"的医嘱，每次门诊必定是一张完整的处方。每年开冬令膏方，

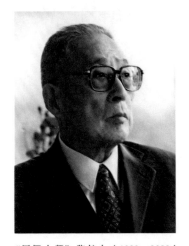

"国医大师"张镜人（1923—2009）

在白天采集病史后，每晚在家至多拟定两张处方，以保证每张处方的质量。

张镜人在学生面前，可谓毫无保留，恨不得把几十年积累的临床经验一口气说尽。在门诊诊疗时，常常学生先看，开好处方后，让张镜人再看，他会非常仔细地将药味配伍不当之处当场纠正。学生抄方字迹稍许潦草，张镜人也总是细心修改，让学生们学到了作为一名医生应有的敬业精神。

张镜人对待患者可谓无微不至，诊疗时全神贯注、耐心细致，哪怕患者讲话滔滔不绝或候诊患者再多，从不主动叫患者离座。在诊疗时平等对待每一位，不管老幼、男女一视同仁。在张镜人的患者中有大量离退休的老干部，按政策对国家做出贡献的离退休干部可以优先看病，但张镜人不愿影响普通患者，坚持提前一小时上班，放弃自己的休息时间，先为老同志诊疗，避免了一些矛盾。

张镜人的为人是有口皆碑的，他平易近人，虽身居高位，但从不回绝同事、下属看病的要求，哪怕是一位普通的电梯工。张镜人为人正气，廉洁自律，有人为求帮忙来访时偷偷放上钱款，张镜人发现后通过地区警署查到准确的地址，当该人傍晚时分回到住所，看到老先生坐在门口，归还钱款时，不知如何言语。

"生也有涯，而知也无涯"，张镜人诊病之余，手不释卷，学习之勤，老而弥笃，理论所得，必证之于实践。他总结自己的治学经验，归纳为"五勤"。一曰勤学，提倡向书学、向人学，遇到疑难病症，往往虚心向前辈及同道请教学习，取长补短，不断充实自己。二曰勤读，"书读百遍，其义自现"，对重点的书籍，需要精读，有的篇章必须反复读，背诵如流，才能有所感悟。三曰勤问，解疑除惑最好的办法是发问，要善学又善问。四曰勤写，勤写就是把学到的知识技术，读到的文献资料，听到的见解经验，及时做好笔记、文摘，写

勤以補拙，
謙以代驕，
慎以戒忽，
博以廣知。

镜人座右铭

2001. 12. 12

张镜人座右铭

成总结、论文，打下坚实的学术根基。五曰勤实践，理论与实践相结合，学以致用是张镜人的一贯主张。如对慢性胃炎的研究，在一定的理论认识指导下，在长期的反复实践中探索病机及辨证论治规律，他创立了"调气活血法"，疗效居国内领先地位。

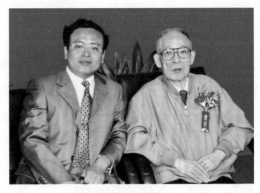

朱凌云与老师张镜人

朱凌云常说，张镜人的言传身教，对他来说终生受益。笔者在跟随朱凌云学习的这些年，也同样体会和学习到了老师的谦恭儒雅，蔼然可亲，治学严谨的医德医风。

张氏医家这些体现人文关怀的琐事举不胜举，已经浸润到了工作、生活、学习的方方面面，正是这些正能量助力张氏内科享誉沪上，激励着张氏内科传人，在提高业务水平的同时，把优良医德医风世代相传。

和中之方，吾师之道

——我的恩师朱凌云

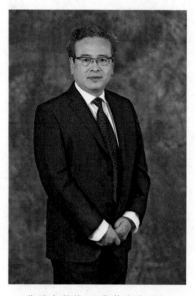

张氏内科第13代传人朱凌云

　　"双耳垂肩若弥勒，鬓发微卷似达摩。妙手和中调脾胃，杏林半百吐华芳。"熟悉恩师的人，闭着眼睛细细地品这首诗，便立马能报出他的名字。不错，他就是上海市中医医院内科主任医师、硕士生导师朱凌云。

　　跟随朱老师学习已有近10年光景，凭着大气而不失温婉的海派医术、严谨而又温和的治学态度，以及低调却温暖人心的品格，朱老师无时无刻不影响着我的人生之路。继承了"国医大师"张镜人教授的学术思想，朱老师在脾胃病领域擅长治疗胃食管反流病，并自创"和中健脾方"（白术、桔梗、枇杷叶），其用药简、用量轻，不仅有着显著的临床疗效，更是从方名到组方用药都浸润着浓浓的谦逊中和的人文理念，犹如一股馨香弥久流传。

　　白术，味苦、甘，性温，归脾、胃经。功能补脾益胃，燥湿和中，是治疗中焦脾胃虚弱之要药。朱老师在和中方中选用白术，意在健脾益气而护中气，助药力的同时又防诸药损伤脾胃。可以说，白术是全方的中流砥柱，将军之药。亦如用药，肩负海派中医继承和发扬之要责，将张老之脾胃学说贯穿治疗始终，在对脾胃学派不断探索和专研的过程中，朱老师先后编写学术著作、发表论文、参与科研课题研究，并多次获得国家级、上海市级科研成果奖。在海派中医张氏内科的学术基础上，根据当代流行病学发病的特点和规律，结合西医学的诊疗手段，提出了气机的升降平衡在治疗胃食管反流病中的独特见解，并创拟"和中健脾方"运用于临床，疗效显著。这种厚古而不薄今，师法而不拘方的学术态度正是当下承前启后，继往开来之时的大医气度。

桔梗，味苦、辛，性平，归肺经。功能宣肺理气，化痰排脓、利五脏，补气血，为舟楫之药，可载药上行。朱老师在和中方中少佐具有升提作用的桔梗，意在"引苦泄峻下之枇杷叶至于至高之分，俾清气概得上升，则浊气自可下降"。通过适度的升降，以求中焦之衡。治学如行医，沿袭张老的"五勤"（勤学、勤读、勤问、勤写、勤实践）治学理念，每次随师看诊，朱老师都会要求我在一旁利用挂号单的反面记录我对每一位门诊患者的脉案，收集成册。他一有空时，就会拿着这些脉案进行查看，并就个中问题进行点评，可以说这样的教学方法，于我受益匪浅。此外，朱老师经常会带领我们就"一味药，一个理论，一本书"开展师生间的学术讨论和交流，在教学相长的过程中，开拓我们的诊疗思路，并对我们一些大胆创新的想法予以鼓励和支持。在我的心里，老师就犹如一艘装满上好药材的大船，载着我们在汤液醪醴中穿梭，沿途路过百草园就识药品药，行到三味书屋就诵《汤头》习《内经》，越过东垣，看尽时珍、仲景。坐在这艘船上，我有无限的理想、无限的意气风发，想要迫不及待地驶向未来。

枇杷叶，味苦，性凉，归肺、胃经。功善清肺和胃，降气化痰。历代医家均取其下气之功来治疗胸痞呕恶诸证，然朱老师认为中焦之症，当以和为贵。降气法当为本，升提亦不可缺，一升一降，往来平衡。唯有如此才能使得胃不嘈杂，脾气祥和，中焦健运。为人处世，亦当如是。虽已功成名就，身居要职，但老师却始终恪守低调、谦逊的处世原则。在我的心中，他只是一位儒雅的学者。非淡泊无以明志，非宁静无以致远，正所谓"经师易遇，人师难寻"。平日里，朱老师经常教导我，行医看诊，处方用药都要从"心"出发，从患者的切身去考虑问题。看诊内、外、妇、儿等各种杂病的同时，也重视喜怒哀乐、七情六欲。朱老师经常会在看诊的时候，

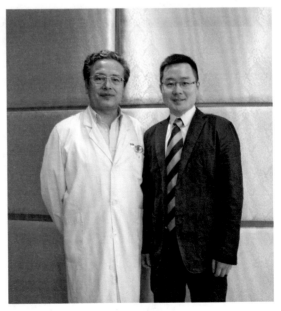

笔者与恩师朱凌云

花时间去向患者详细解释他们的病情，安慰他们的不安，坚定他们战胜疾病的信心，让他们皱着眉头来，带着笑容走。对学生而言，正是这种润物细无声的言传身教，随风潜入，惠泽一生。于我看来，老师正如那坚挺饱满、郁郁葱葱的枇杷叶一般，虽低压枝头，却馨香满园。再往高处望去，那挂满枝头的累累硕果黄金灿灿，温煦却不耀眼。难怪，连白居易都会夸赞"回看桃李都无色，映得芙蓉不是花"。

高山仰止，大道岐黄。虽不能至，然心向往之。满纸赞许写不完敬佩满怀，通篇感言书不尽恩同再造。或许我不是老师最优秀的学生，但跟随学习的这些年，老师的谆谆教诲字字珠玑，我都如数家珍地铭记于心，这些将成为我今后人生中最珍贵的财富，伴随我进步和成长。杏林树下话白术，桔梗花开三度秋。浅尝枇杷就本草，来日云峰壮志凌。

值此《朱凌云随诊医话》出版之际，特向老师表达感谢培育之情！

杨芸峰

2019 年 7 月

参 考 文 献

［1］ 张怀琼 . 海派中医流派传略图录［M］. 上海：上海科学技术出版社，2018：
　　　4，496～498.

［2］ 吴鸿洲，方松春 . 海派中医学术流派精粹［M］. 上海：上海交通大学出版
　　　社，2008：7.

［3］ 张星若 . 龙华张氏宗谱［M］. 民国抄本：13～14.

［4］ 江家楣，姚文楠 . 上海县志［M］. 瑞华印务局铅印本，1936：5～6.

［5］ 应宝时 . 上海县志［M］. 吴门臬署刻本，1871：卷29，卷19，卷22.

［6］ 吴馨 . 上海县续志［M］. 南园志局刻本，1918：卷20.

［7］ 朱凌云 . 海上名医张元鼎流派研究［M］. 上海：上海人民美术出版社，
　　　2018：296～297.